Leanne & Sylvain Chevallier

Seifen selbst gemacht

Einfach & natürlich

Stocker
stv

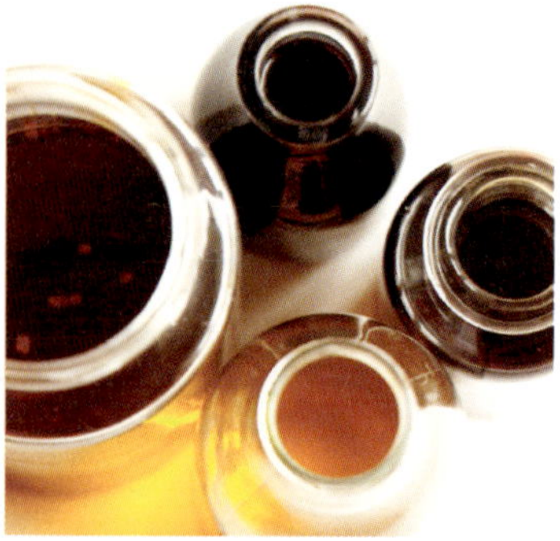

Umschlaggestaltung: Werbeagentur Rypka GmbH, 8143 Dobl/Graz, www.rypka.at

Umschlagfotos Vorder- und Rückseite: Pierre Deschamps
Bildmaterial Innenteil: Pierre Deschamps

Titel der französischen Originalausgabe: Leanne & Sylvain Chevaillier : Je crée mes savons au naturel. L'art de la savonnerie à froid, © 2010 Terre Vivante, Mens, France

Aus dem Französischen ins Deutsche übertragen von Cécile Uray

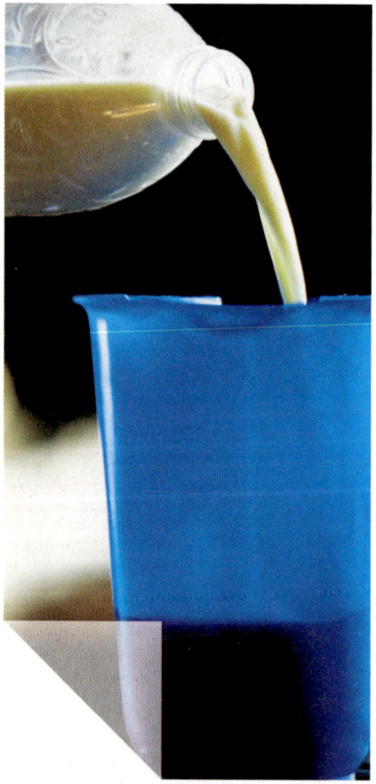

Bibliografische Information der Deutschen Nationalbibliothek
Die Deutsche Nationalbibliothek verzeichnet diese Publikation in der Deutschen Nationalbibliografie; detaillierte bibliografische Daten sind im Internet unter http://dnb.d-nb.de abrufbar.

Hinweis: Dieses Buch wurde auf chlorfrei gebleichtem Papier gedruckt. Die zum Schutz vor Verschmutzung verwendete Einschweißfolie ist aus Polyethylen chlor- und schwefelfrei hergestellt. Diese umweltfreundliche Folie verhält sich grundwasserneutral, ist voll recyclingfähig und verbrennt in Müllverbrennungsanlagen völlig ungiftig.

Auf Wunsch senden wir Ihnen gerne kostenlos unser Verlagsverzeichnis zu:
Stocker Verlag GmbH, Hofgasse 5 / Postfach 438, A-8011 Graz
Tel.: +43 (0)316/82 16 36, Fax: +43 (0)316/83 56 12
E-Mail: stocker-verlag@stocker-verlag.com, www.stocker-verlag.com

ISBN: 978-3-7020-1323-3

Gesamtherstellung: Druckerei Theiss GmbH,
A-9431 St. Stefan

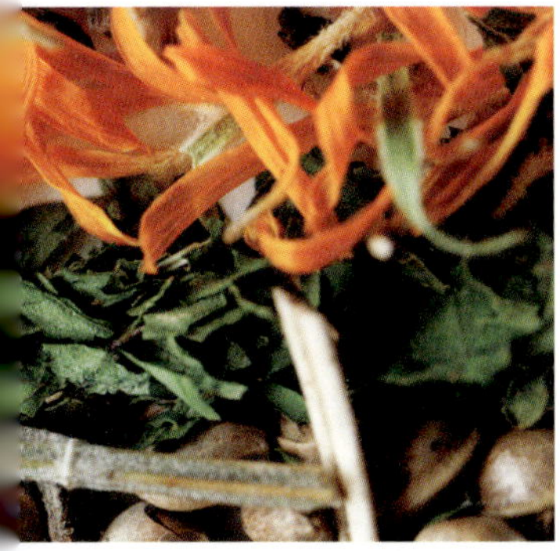

Leanne & Sylvain Chevallier

Einfach & natürlich

Seifen selbst gemacht

Text:
Leanne und Sylvain Chevallier
Fotos:
Pierre Deschamps

Leopold Stocker Verlag

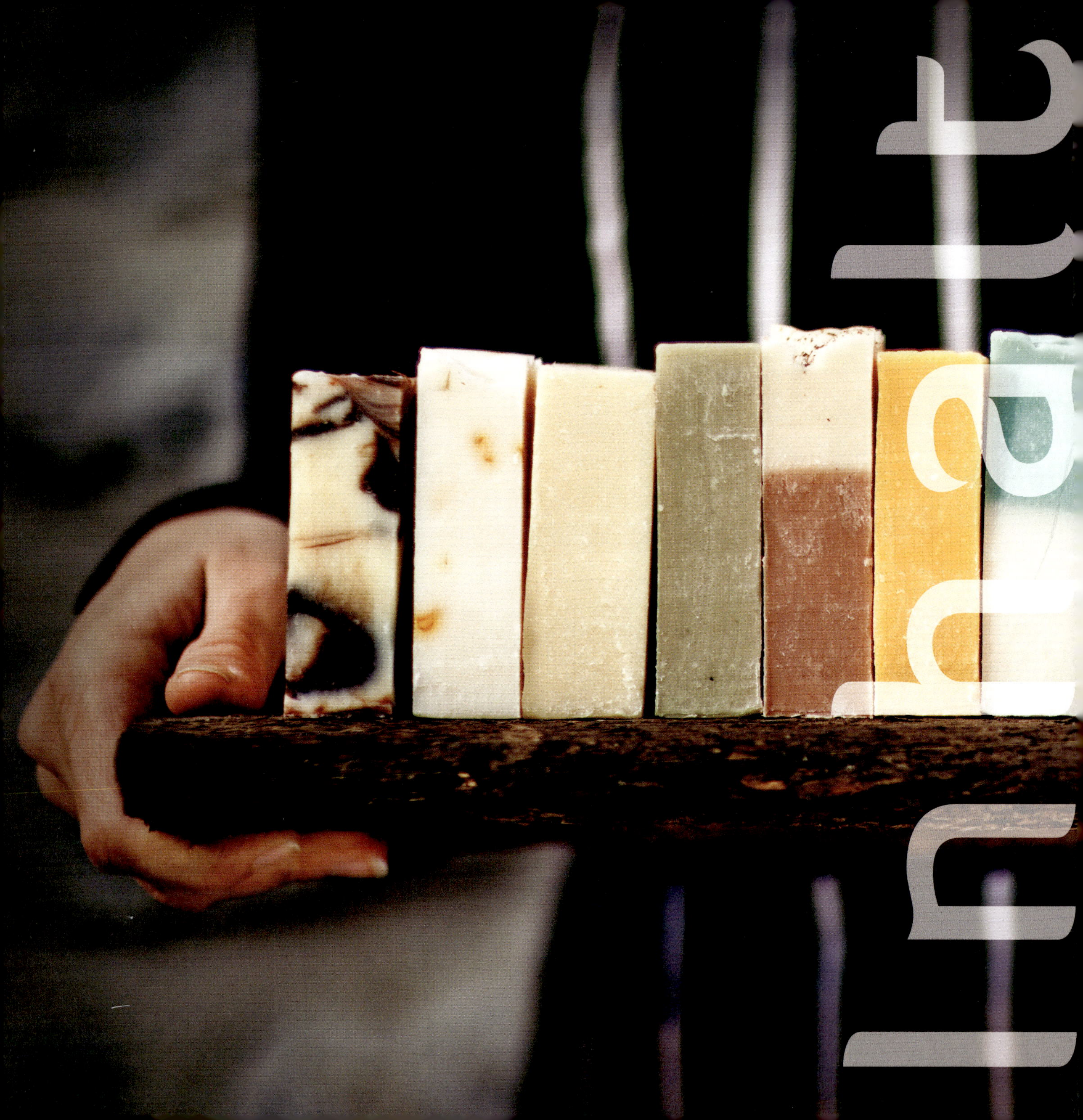
Inhalt

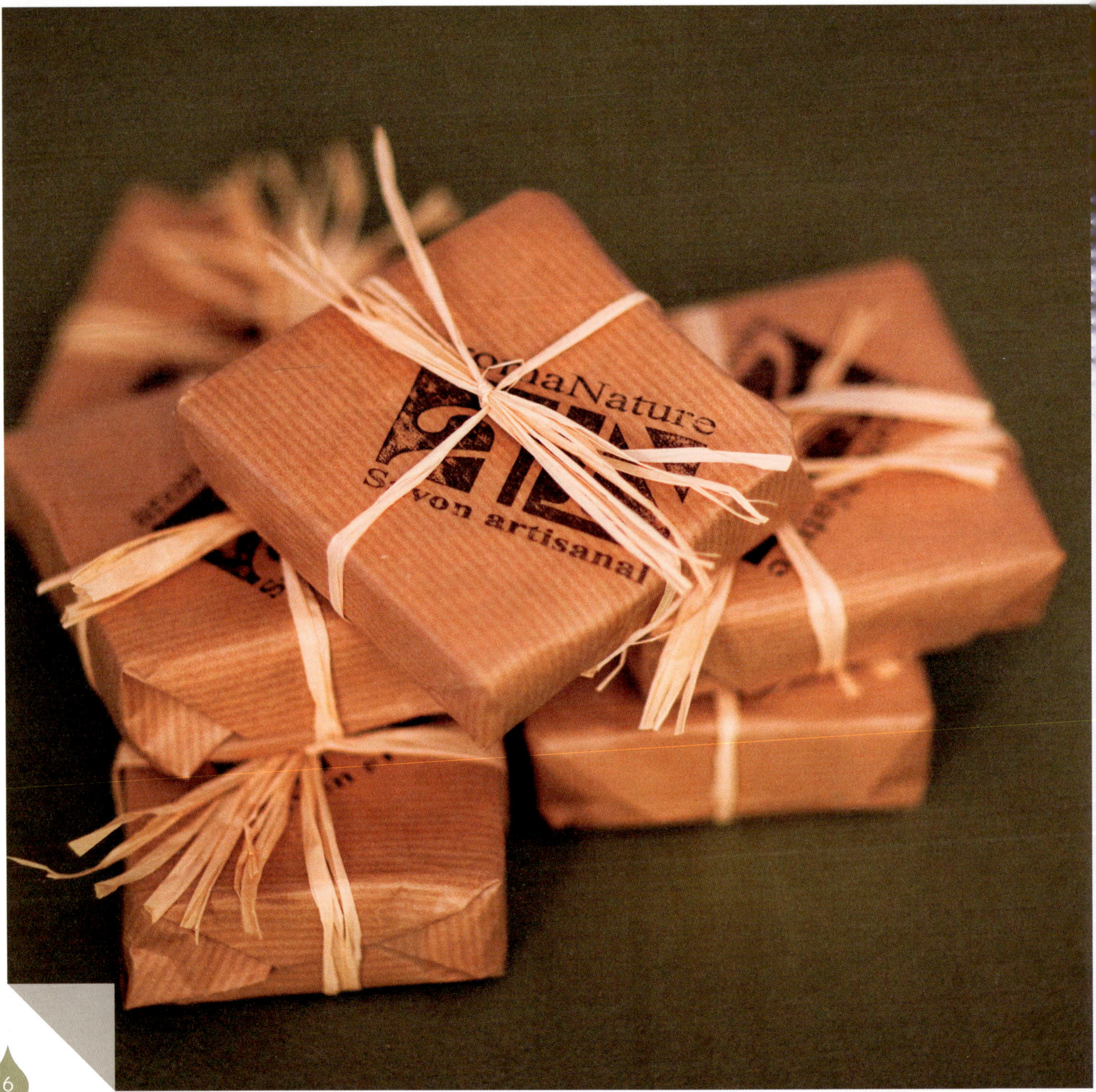
omaNature
S von artisanal

Vorwort

Schon als Jugendliche begann ich mich für die Qualität meiner Ernährung zu interessieren. Damals erkundete ich die wenigen kleinen Märkte Vancouvers, meiner Geburtsstadt in Kanada, auf der Suche nach schmackhaften biologischen Früchten und Gemüsesorten. Hier und da öffneten ein paar Bio-Läden, und so konnte ich die Vorteile gesünderer Lebensmittel kennenlernen.
In meiner Wahlheimat Frankreich gibt es ein sehr dichtes Netz von Märkten. Ich danke all den einheimischen Erzeugern, die qualitativ hochwertige Waren trotz spärlichen Gewinns anbauen und es dadurch ermöglichen, dass man diese gesunden, je nach Saison abwechslungsreichen und leicht erhältlichen Lebensmittel so einfach kaufen kann.

Schon seit Jahren besuche ich die Obst- und Gemüseabteilung der Supermärkte nicht mehr. Sie werden sich wahrscheinlich fragen: Was hat all das mit der Seife zu tun? Stellen Sie sich folgende Frage: Wenn ich mich von gesunden und natürlichen Produkten ernähre, kann ich meiner Haut dann noch komplexe industrielle Kosmetika antun? Nachdem ich meine Nahrung und meine Körperpflege umgestellt hatte, untersuchte ich als Nächstes das Badezimmer mit seinen mysteriösen Produkten. Als ich lernte, meine Seifen herzustellen, hantierte ich mit vielen natürlichen und edlen Rohstoffen. Es wurde mir bewusst, dass ich all diese komplizierten Produkte gar nicht brauchte. Die Seifenherstellung hat nichts mit Zauberei zu tun, sondern eher mit einer althergebrachten häuslichen Tätigkeit. Sie ist einfach und sehr bereichernd und besitzt eine kreative Seite, die ich sehr schätze.

Indem ich aus einer Liste mit einer riesengroßen Auswahl an natürlichen Zusätzen schöpfe, kann ich nach Lust und Laune ein Seifenstück, das einfach nur natürlich und reichhaltig ist oder auch ein Meisterwerk mit außergewöhnlichen Parfüms, herstellen.

Leanne Chevallier

Einführung

Erkunden Sie die Kosmetikabteilung eines Supermarktes, öffnen Sie die Türe einer Parfümerie, einer Apotheke oder eines Bio-Ladens: Tausende Körperpflegeprodukte eifern untereinander mit ihren Formen, Parfüms, Farben und Slogans um die Wette, um unsere Blicke auf sich zu lenken, unseren Geruchssinn anzuregen und um unser unstillbares Bedürfnis nach Sauberkeit zu befriedigen: Duschgel, Flüssigseife, seifenfreie Seife, Kernseife, Seife aus Aleppo, aus der Provence, von hier und anderswo. Wir haben nur die Qual der Wahl, aber sind dennoch nicht immer imstande, die Inhaltsstoffe dieser Masse an Produkten für die Körperpflege zu identifizieren.
Die Produzenten industrieller Kosmetik sind sehr erfahren und wissen, wie sie ihr Image richtig in den Medien „kommunizieren". Nach 50 Jahren pausenloser Werbeberieselung schenken wir unseren Lieblingsmarken immer noch blindes Vertrauen, egal wie teuer sie auch sein mögen. Und das, obwohl die Fernsehsendung „Envoyé spécial" [in der über synthetische Konservierungsmittel in Naturkosmetika berichtet wurde] die Kosmetikindustrie 2005 wie ein Paukenschlag traf: Plötzlich entdeckte der Konsument, dass die Wirkstoffe, die aus der Natur gewonnen werden, nur ein wenige Prozente der herkömmlichen kosmetischen Produkte ausmachen. Es folgte eine beeindruckende Anzahl von Studien, Arbeiten, Sendungen und Aufklärungskampagnen. Der schockierte Konsument wendete sich in der Folge den neuen Kosmetika, die mit einem Bio-Siegel versehen sind, zu. Es entstehen immer mehr Marken und in den Bio-Läden finden sich immer mehr Wellness-Abteilungen. Eine wahre Flutwelle!

Mit neuen Verpackungen und durch massiven Einsatz von Werbung setzt sich das Marketing schnell wieder durch: Die großen Unternehmen kaufen die kleinen innovativen Laboratorien auf, und die großen Handelsketten bringen ihre eigenen preiswerten Bio-Kosmetik-Marken auf den Markt.

In diesem Konsumdschungel sind manche Verbraucher immer noch auf der Suche nach mehr Transparenz. Die der breiten Masse zugänglichen Informations- und Fortbildungsangebote haben an Umfang deutlich zugenommen. Die Öffentlichkeit bemerkt nach und nach, dass es sich mehr um Küche als um Labor geht und dass die benötigten Grundzutaten zugänglich und näher mit Lebensmitteln verbunden sind.

Übrigens beruhten die früheren Schönheitsrezepte auf einfachen Kombinationen und schöpften ihre Zutaten aus der direkten Umgebung. Die Seifenherstellung gehörte dazu. Dennoch haben wir seit dem Zweiten Weltkrieg ihre Herstellung zu Hause aufgegeben. Bemerkenswert, allerdings im negativen Sinne, bleibt auch, dass sich ein großer Teil der Dritte-Welt-Länder auf die Pflegeprodukte unserer großen Handelsmarken verlässt und das auf Kosten der im Inland hergestellten, unverpackten Seife, die keine chemischen Zusatzstoffe enthält.

Für alle diejenigen also, die ihre Körperpflege wieder selbst in die Hand nehmen wollen bzw. Klarheit bezüglich der Inhaltsstoffe wollen, liegt die Lösung auf der Hand:

Stellen Sie Ihre Seife selber her!

Wenn Sie selber alle notwendigen Zutaten kaufen, haben Sie eine Garantie über die Herkunft und die Qualität Ihrer Seife. Sie werden sehr schnell Bezugsquellen für die benötigten Rohstoffe finden; dabei werden Ihnen umliegende Gärten oder die Natur ein paar angenehme Überraschungen bereiten. Was für eine Freude es doch ist, einen nützlichen und schönen Gegenstand mit seinen eigenen Händen zu schaffen! Sie werden nicht nur sehr stolz darauf sein, sondern auch noch die Riesenfreude haben, ihn mit ihrer Familie und ihren Nächsten zu teilen. Ein wahrer Ansporn für Ihre Kreativität, der auch dazu führt, dass die Badequalität für Sie bzw. für die ganze Familie spürbar verbessert wird. Was aber die Umwelt betrifft, sollten Sie im Hinterkopf behalten, dass Ihre Seife, ohne jegliche Verpackung, zu 100 Prozent biologisch abbaubar und ein starkes Antiseptikum ist.

Dieses Buch bietet Ihnen die Möglichkeit, ihren Traum zu erfüllen, nämlich eine Seife herzustellen, die zu Ihnen passt und die Ihre Haut pflegt. Machen Sie von diesem Buch ohne Zurückhaltung Gebrauch, wobei Sie darauf Acht geben sollten, mit den einfacheren Rezepten anzufangen.

Sie werden bald auch imstande sein, Ihre eigenen Mischungen zu erfinden, und dann gibt es keine Grenzen mehr für Ihre Leidenschaft für Seifen, die im Kaltverfahren hergestellt werden. Falls Sie im Text auf einen unbekannten Begriff stoßen sollten, dann schauen Sie einfach im Glossar nach (siehe S. 114).

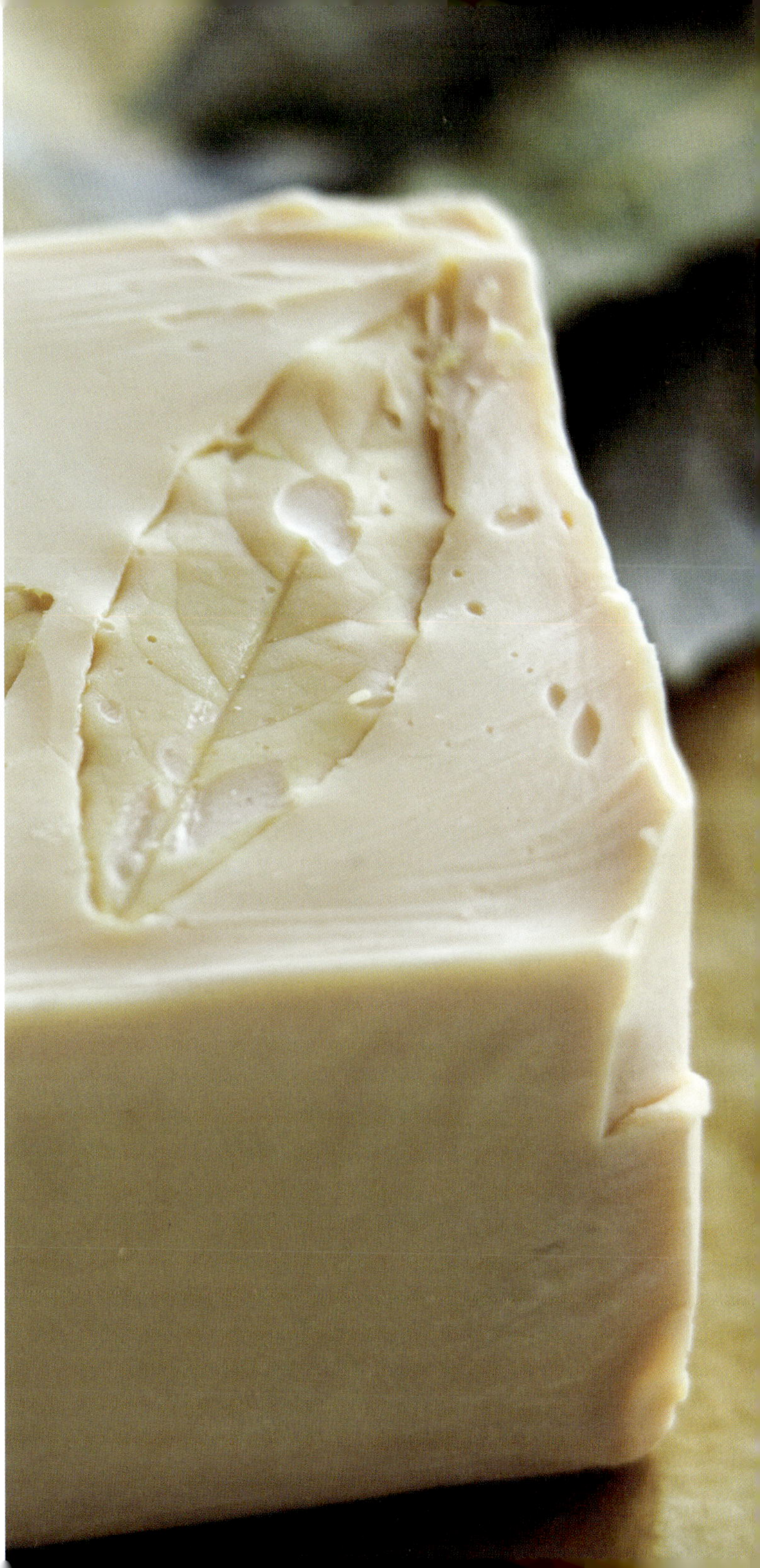

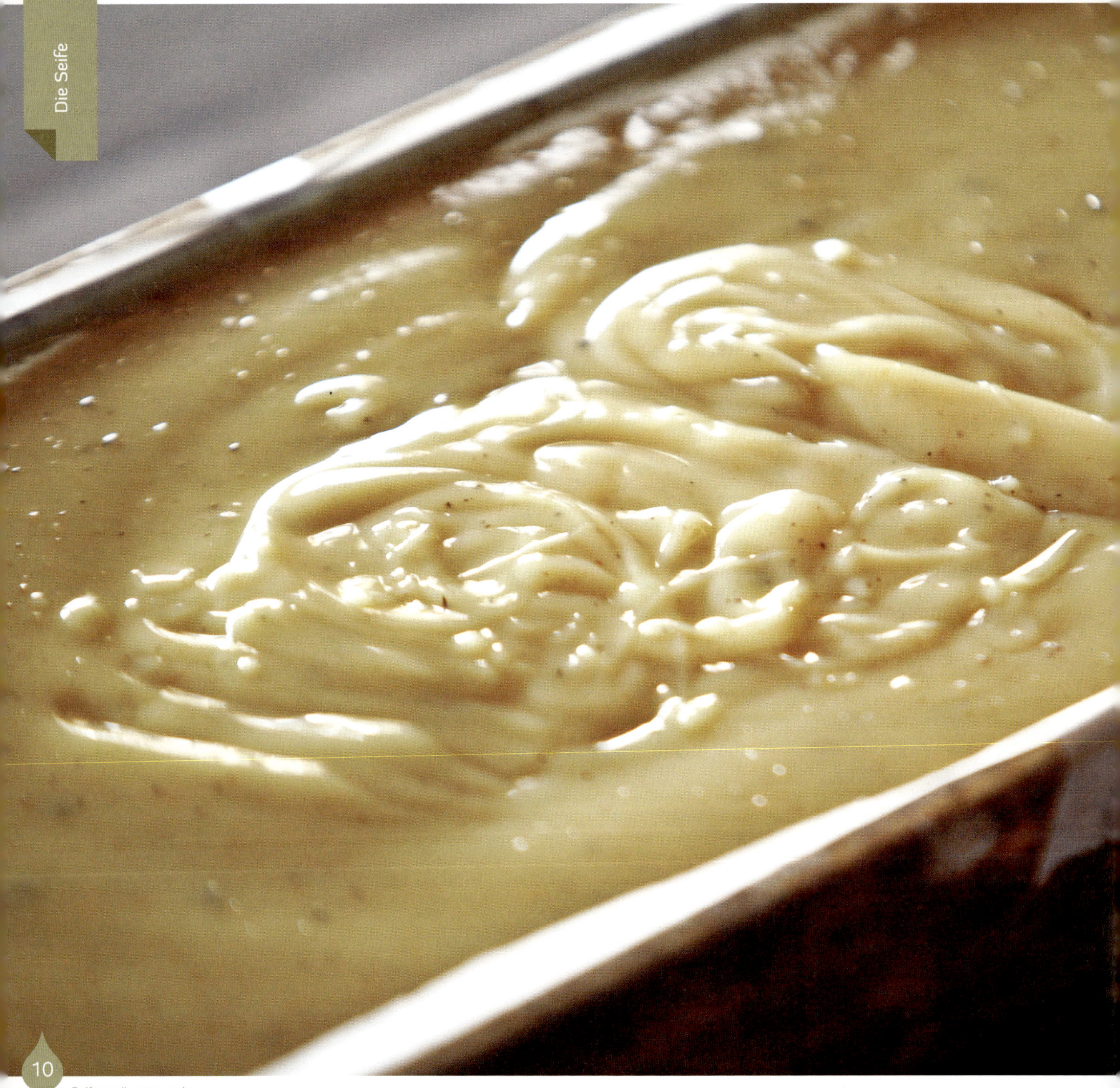

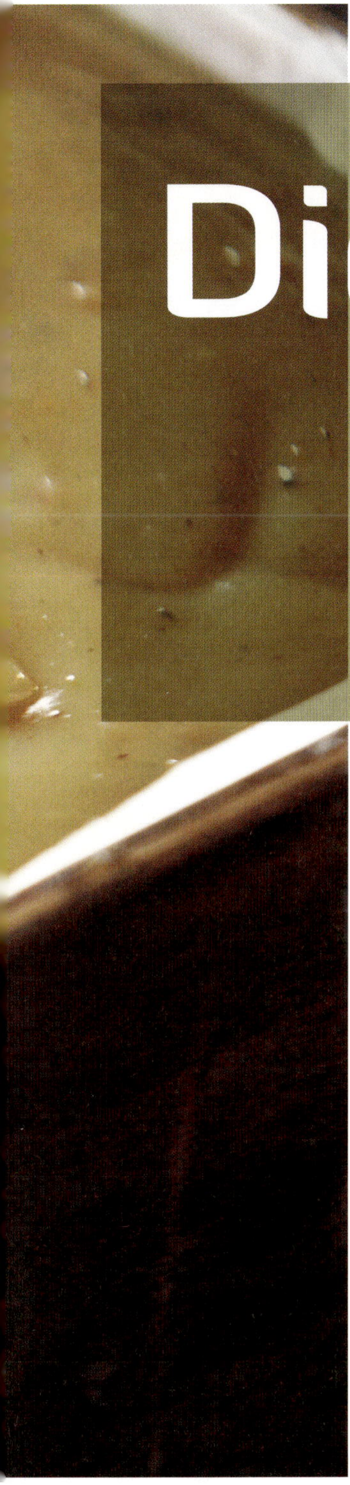

Die Seife

- Ein wenig Chemie
- Ein wenig Geschichte
- Das Herstellungsverfahren
- Handelsübliche Seifen: Schauen Sie auf die Etiketten!
- Flüssigseifen, seifenfreie Seife, Duschgels usw.
- Vorteile der durch Kaltverfahren hergestellten Seifen

Ein wenig Chemie

Die Seife ist ein Ergebnis der Verseifung. Im Laufe dieses Prozesses vermischt man eine Fettsäure (Öl oder Fett) mit einer Natronlaugenlösung oder mit in Wasser aufgelöstem Kaliumhydroxid; es entsteht dann das, was man als „Base" bezeichnet. Unter der Einwirkung von Wärme (die durch die interne chemische Reaktion oder durch Zuführen externer Wärme entsteht) sowie durch Vermischung verbinden sich die Säure und die Base, um Seife, aber auch Glyzerin zu bilden.

Die Seifenmoleküle besitzen ein polares Ende, das als *hydrophil* (dieser Teil „mag" Wasser), und ein unpolares Ende, das als *hydrophob* bezeichnet wird (dieser Teil „meidet" Wasser). Während des Waschens werden die Fett- oder nichtwässrigen Teilchen von den hydrophoben Enden der Seifenmoleküle ummantelt, wobei die hydrophilen Enden nach außen gerichtet sind. Das Spülwasser transportiert die kleinen Schmutzteilchen, die in diesen Molekülen gefangen sind, problemlos ab. Als wahrer oberflächenaktiver Stoff unterstützt die Seife auch das Eindringen von Wasser in die Wäsche und die Haut.

Ein wenig Geschichte

Stellen Sie sich Folgendes vor: An einem schönen Sommerabend, im Schutz einer Höhle, brät ein prähistorischer Jäger seinen letzten Fang auf einem lodernden Feuer. Das Fett des Tieres schmilzt und vermischt sich brutzelnd mit der noch glühenden Asche. Plötzlich bricht ein Gewitter aus und der Regen rinnt sanft bis zur Asche (reich an Kaliumcarbonat). Alle Zutaten sind also vorhanden, um Seife quasi wie „aus dem Nichts" entstehen zu lassen.

Historisch gesehen ist die älteste Urkunde, die die Benutzung von Seife dokumentiert, einige tausend Jahre vor Christus zu datieren. Es handelt sich um in Sumerisch geschriebene Tontafeln; Sumerisch wurde in Mesopotamien (heute Irak) gesprochen. Allem Anschein nach wurde die Seife zur Vorbehandlung der Wolle vor dem Färben benutzt.

Zu Beginn unserer Zeitrechnung verbrauchten die Römer viel Seife, um sich die Haare aufzuhellen. Die Gallier benutzen sie auch in ihren Gerbereien und für die Wäsche. Zur Herstellung werden hauptsächlich Tierfette und Holzasche, wie die von der Buche, benutzt. Erst ab dem 15. Jahrhundert findet man Spuren von Olivenöl in der Geschichte der Seife in Frankreich. Im Laufe der Jahrhunderte wagt man neue Experimente mit anderen Fetten wie zum Beispiel Fischölen und tropischen Ölen, die die Sklavenhändler aus den Handelskontoren schon im 17. Jahrhundert mitbrachten. 1791 leitet Nicolas Leblanc die Ära der modernen Chemie ein, indem er, ausgehend von Speisesalzen, das Ätznatron erstellt, was die Seifenherstellung vereinfacht. 1823 erarbeitet Eugène Chevreul, durch seine Vorgänger inspiriert, ein Verseifungsverfahren. Die moderne Seifenherstellung ist geboren.

Das Herstellungsverfahren

Bis zum Aufkommen der industriellen Seifenherstellung wurde die Seife immer aus Fetten und Pottasche (rudimentäre und unreine Form von Kaliumcarbonat, das aus der Asche von Pflanzen gewonnen wird) hergestellt. Diese bis heute tradierte Methode wird noch in einigen Ländern der Dritten Welt angewandt.

Die Kernseifen- oder „Marseiller Seifen"-Methode: Ein altüberliefertes Verfahren

Die Kernseifen-Methode setzt voraus, dass die Zutaten lange kochen. Das Ätznatron wird in Wasser aufgelöst und anschließend mit den Fettstoffen vermengt. Die entstandene Emulsion wird daraufhin stundenlang erhitzt, bis ein Gleichgewicht herrscht (soll heißen: bis man eine Seifenmasse erhält).

Nun fügt man der erhaltenen Masse Salz hinzu, um den Überschuss an Ätznatron und um das Glyzerin, das noch in der

Emulsion enthalten ist, zu beseitigen. Danach wird die Seife gereinigt, um das Salz abfließen zu lassen. Schließlich wird die Masse in große Formen oder sogar auf den Boden gegossen. Wenig später schneidet man die Seife zu Barren zu, die getrocknet werden.

Die Kaltseifenherstellung – die Methode für „daheim"

Schon im 17. Jahrhundert bekannt, erlebt sie im 19. Jahrhundert, während der Eroberung des nordamerikanischen Westens, einen bedeutenden Aufschwung in den Pioniersiedlungen. Der Herstellungsvorgang ist heutzutage sehr ausgereift und die Grundzutaten (Ätznatron, Fett und Wasser) werden auf das Gramm genau abgewogen. Sein großer Vorteil besteht darin, dass hier keine äußere Hitzezufuhr benötigt wird: Allein durch das Umrühren wird der chemische Prozess gestartet. Die Emulsion wird am Anfang des Vorganges in eine Form gefüllt. Dank der Eigenwärme kann die Verseifung in dieser Form ohne weitere Eingriffe fortgesetzt werden. Das ist einfach und attraktiv; diese Methode kann in großem Umfang jedoch nicht in der Industrie angewandt werden.

Handelsübliche Seifen: Schauen Sie auf die Etiketten!

Obwohl die Seife einen wichtigen Platz in unserem Tagesablauf einnimmt, ist ihre Zusammensetzung meist nicht bekannt. Es ist jedoch einfach, die Grundzutaten herauszufinden, sofern man die INCI-Zusammensetzung[1], die in winziger Schrift auf der Verpackung des Produktes zu finden ist, entziffern kann. Seit 1998 müssen alle kosmetischen Produkte in Frankreich die enthaltenen Stoffe in absteigender Reihenfolge auf ihrer Verpackung angeben. Auf den Etiketten Ihrer Seife werden Sie zuerst eine Formel finden, die „Sodium...at" ähnlich ist. Sie zeigt Ihnen an, dass Sie es mit einem pflanzlichen oder tierischen verseiften Fett zu tun haben, das ein Bestandteil einer jeden echten Seife ist. Wenn dies nicht der Fall ist, basiert die Seife auf Tensiden, einem chemischen Gemisch, das meistens aus Erdöl gewonnen wird.

In den hunderten verschiedenen Seifen, die im Handel angeboten werden, wo auch immer auf der ganzen Welt, findet man automatisch zwei oder drei der folgenden fünf verseiften Fettsäuren:

- **Sodium Tallowate** (verseiftes Rinderfett), am verbreitetesten
- **Sodium Cocoate** (verseiftes Kokosöl)
- **Sodium Palmate** (verseiftes Palmöl)
- **Sodium Palm Kernelate** (verseiftes Palmkernöl)
- (und selten) **Sodium Olivate** (verseiftes Olivenöl)

Dann folgen die lateinischen, botanischen oder chemischen Bezeichnungen der anderen Zusätze: unverseifte beigefügte Öle (oft ein winziger Prozentsatz), um die Seife anzureichern, womit der Marketingbereich seine Freude hat, Duftstoffe (deren chemische Zusammensetzung niemals detailliert ist), Konservierungsmittel (z. B. ETDA), Farbstoffe etc.

Auf der ganzen Welt produzieren Fabriken ununterbrochen auf dieser sehr preiswerten „Basis". Die verseiften Fette, die neu geformt werden sollen, werden während dieses Prozesses von ihrem natürlichen Glyzerin getrennt. Dieses bleibt an der Maschine kleben und wird von der Kosmetikindustrie, aufgrund seiner feuchtigkeitsspendenden Eigenschaft, preisgünstig gekauft. Wenn Sie eine Seife, die durch Kaltverfahren hergestellt wurde, kaufen, bemerken Sie das Fehlen von Glyzerin auf der Liste der Inhaltsstoffe. Der Grund liegt darin, dass es von Natur aus vorhanden ist.

In Form von Granulaten wird diese Basis anschließend angereichert, mit Parfüm und Farbstoffen versetzt, daraufhin zu schönen Seifenstücken geschnitten und mit einem Gütesiegel versehen, und zwar sowohl bei bekannten Marken als auch bei traditionellen Seifenhandwerkern.

[1] INCI = International Nomenclature of Cosmetic Ingredients (Internationale Nomenklatur für kosmetische Inhaltsstoffe). Diese Kodierung der Zutaten durch ihren lateinischen, botanischen oder chemischen Namen wird für die Etiketten kosmetischer Produkte verwendet, um europäischen Bestimmungen zu entsprechen.

Abschließend kann man sagen: Ganz gleich, ob Billigware, Luxusartikel oder handwerkliches Erzeugnis – die Handelsseife ist immer industriellen Ursprungs (mit Ausnahme sehr weniger Seifenhersteller). Einzig eine erfahrene Marketingstrategie schafft es, eine friedliche Koexistenz aller Beteiligten in diesem Berufsfeld zu bewahren.

Die Bio-Welle bringt ein neues Sortiment von biologischen Seifen auf den Markt, deren Basis, mit ähnlichen Zutaten, zwar auch industriellen Ursprungs ist, diese aber sind biologisch! Was selbstverständlich einen wirklichen Fortschritt bedeutet!

Nun, das *Melt & Pour (M&P* auf Englisch) ist eine preisgünstige industrielle Basis, die es ermöglicht, „hausgemachte" Seifen zu erzeugen, ohne mit Natron zu arbeiten. Schade nur, dass dabei hemmungslos echte Seife, Tenside und chemische Zusätze vermischt werden. Wenn Sie in diese Geschäfte gehen, die verlockende Seifen, sehr oft geschnitten, anbieten, machen Sie von ihrem Recht Gebrauch und fragen Sie nach der kompletten Liste der Inhaltsstoffe. Lassen Sie sich nicht vom Vortrag des Verkäufers beirren, der Ihnen etwas von einem „Geheimrezept" erzählen wird.

Flüssigseifen, seifenfreie Seife, Duschgels usw.

Die seifenfreie Seife (auch Synde) besitzt alle Eigenschaften eines guten Seifenstückes: Sie wäscht wie eine Seife, schäumt wie eine Seife und fühlt sich wie eine Seife an. Und dennoch ist es keine Seife! Von einer Schar von Dermatologen seit den 1950er Jahren für sensible Haut empfohlen, hat die Zusammensetzung unseres Wunderstückes nichts Natürliches: Tenside, Schaummittel, Paraffin, Konservierungsstoffe, synthetische Duftstoffe etc. ...

Allgemeinen Anklang findend, weil viel praktischer, sind Duschgels und Flüssigseifen in die Sparte der Tenside einzuordnen und stehen Ihrem ... Spülmittel in nichts nach! Sie leeren sich genauso schnell wie eine gute Weinflasche, mit dem Unterschied, dass sich ihre Kunststoffverpackung schwer recyceln lässt.

Es muss dennoch darauf hingewiesen werden, dass es auf dem Markt eine echte Flüssigseife gibt, deren Öle durch eine Kalilauge verseift werden. Kleiner Hinweis: Der INCI-Name des verseiften Olivenöls lautet *potassium olivate* (anstatt *sodium olivate*).

Der Einfluss der Tenside auf die Umwelt
Die Tenside werden jährlich in einem Ausmaß von mehreren Millionen Tonnen (davon 56 % für die Wäsche und 8 % für die Körperpflege) produziert und benutzt. Gewisse Komponenten sind biologisch schwer abbaubar und finden sich weit verstreut im Wasser wieder. Jetzt wurde auch der unheilvolle Einfluss der Tenside, insbesondere auf die Meereslebewesen, festgestellt; beklagt wird auch der negative Einfluss auf die Nahrungskette und den Lebensraum.
Im Weiteren kann es – in Gegenwart anderer Schadstoffe (wie Metalle, Pestizide, Erdölprodukte etc.) – zu einer Synergie kommen, die sie noch schädlicher machen. Einzig ein Bewusstwerden dieses Phänomens und eine angemessene Regelung können eine Auswirkung der Tenside auf das Gleichgewicht des Ökosystems vermeiden.

Vorteile der durch Kaltverfahren hergestellten Seifen

Die durch Kaltverfahren hergestellten Seifen können Vorteile bieten, die den industriell gefertigten Seifen verwehrt bleiben:

- Das ganze Glyzerin, das aus der Verseifung stammt, bleibt erhalten; es besitzt nun eine unvergleichbar feuchtigkeitsspendende Wirkung.
- Durch das Fehlen des Erhitzens kann man Fette und ätherische Öle verwenden, ohne deren Eigenschaften zu sehr zu ändern.
- Die Herstellungskosten sind gering: Das für die Herstellung nach dem Kaltverfahren benötigte Material ist sehr preisgünstig und die Grundstoffe sind in der Regel leicht zu beschaffen.
- Der Umwelteinfluss ist gleich null (vorausgesetzt, man kauft Natron, das mit dem Membranverfahren hergestellt wird, S. 18); es fallen keine Natronreste bei der Herstellung und keine Verpackung an: der Energieverbrauch ist sehr gering.
- Es gibt genauso viele Ausgangsöle, die benutzt werden, wie es Rezepte gibt; dies ermöglicht eine außerordentliche Vielfalt von kosmetischen Eigenschaften.
- Diese Methode ist für alle zugänglich! Sie können ihrer schöpferischen Fantasie freien Lauf lassen und Ihre eigenen Rezepte erfinden ...

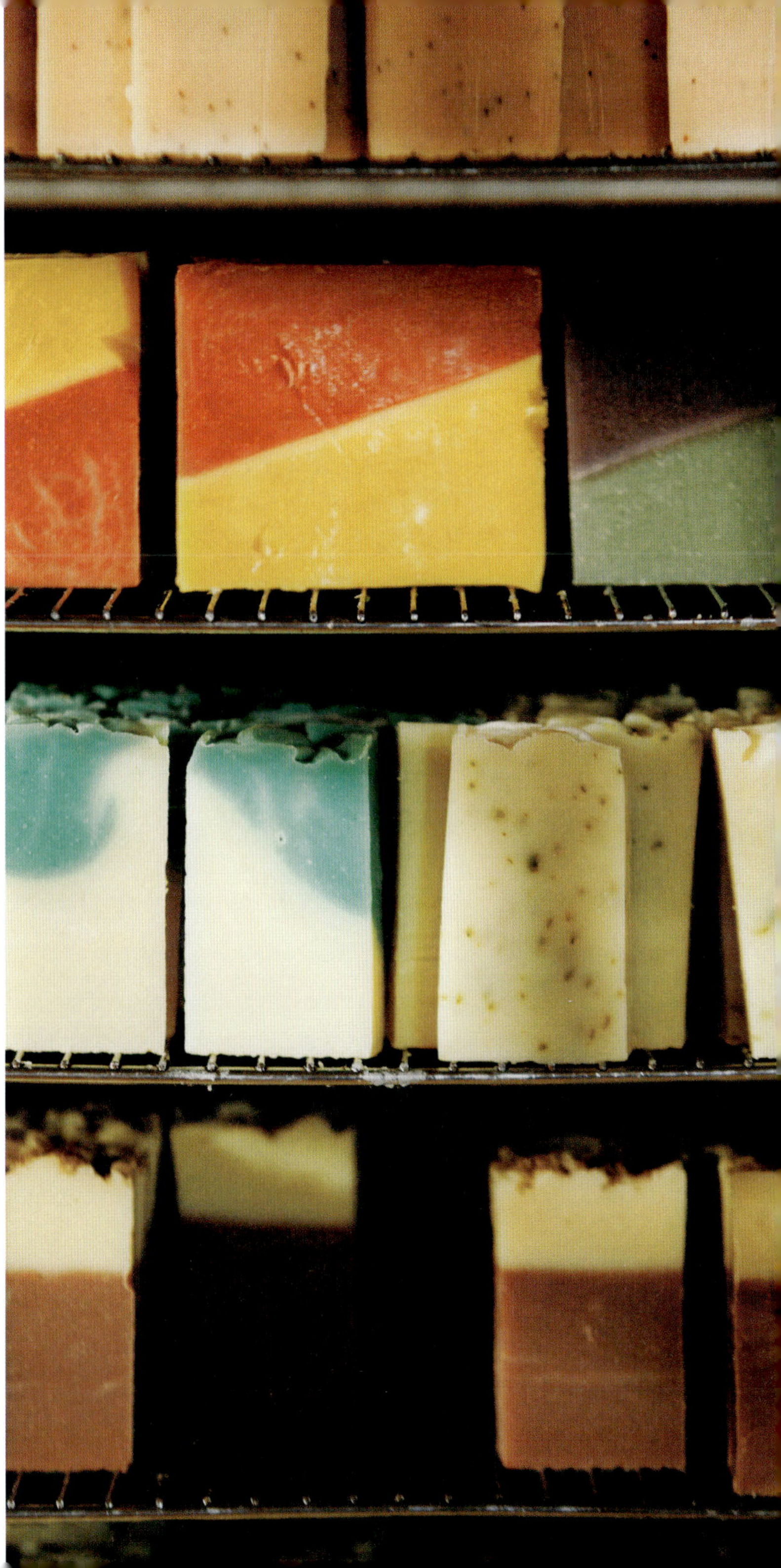

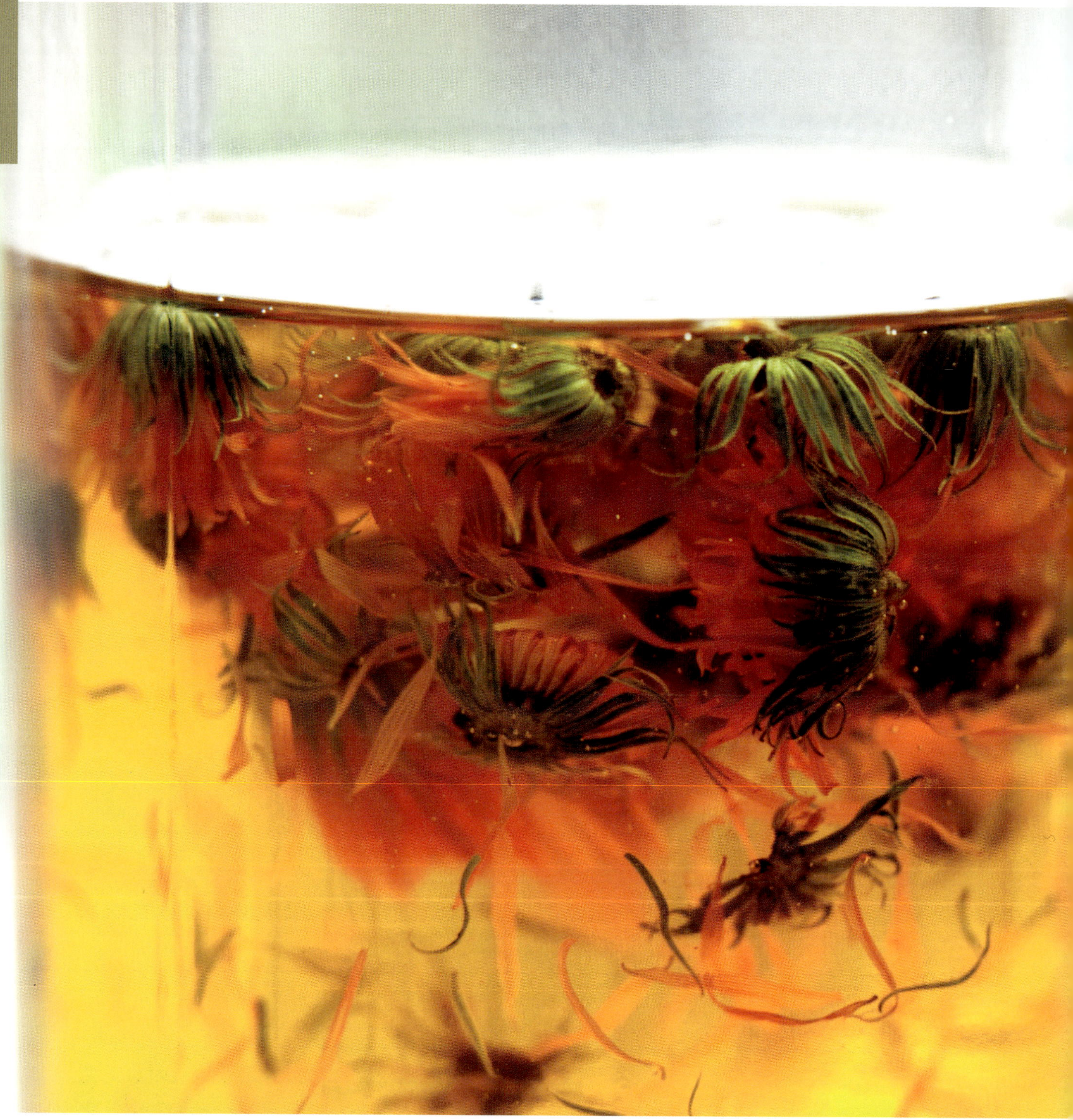

Die Zutaten

- Ätznatron
- Öle und Fette
- Natürliche Duftstoffe
- Farben
- Struktur
- Andere Zusätze

Ätznatron

Natriumhydroxid (Ätznatron oder NaOH als chemische Abkürzung) ist für Herstellung aller festen Seifen notwendig (mit Kaliumhydroxid oder KOH ist nur die Herstellung von Flüssigseifen möglich). Die Chemieindustrie erstellt, ausgehend von Natriumchlorid (Speisesalz), Ätznatron durch Elektrolyse. Die ältesten Fabriken (die Quecksilberzellen nutzen) stoßen immer noch Quecksilber in die Umwelt aus. In den 1970er Jahren kam ein neues saubereres und sparsames Verfahren (Membranzellen) auf, das heute ein Drittel der europäischen Produktion ausmacht. Die Situation entwickelt sich positiv durch das schrittweise Ersetzen der veralteten Anlagen. Das Beste wäre demzufolge, das Ätznatron in Pulver- oder Mikroperlenform, wie es (das Natron) bei einem Membranzellen-Verfahren entsteht, zu finden. Wir benutzen das Ätznatron, um die chemische Reaktion in Gang zu setzen. Es findet sich aber nicht mehr im Endprodukt, sofern Sie keinen Fehler bei der Herstellung gemacht haben. Vergewissern Sie sich bei Ihrem Einkauf, dass es sich um Natriumhydroxid handelt, und überprüfen Sie seinen Reinheitsgehalt, der mindestens 98 % betragen muss.

Fette und Öle

Jegliche Fette können verseift werden (außer Mineralöle oder synthetische Öle, wie Paraffin oder Vaseline). Aus Körnern oder ölhaltigen Früchten unter maschinellem Druck gewonnen, sind pflanzliche und tierische Fette zu gleichen Teilen in der modernen Seifenherstellung vertreten.

Die französischen Regionen erzeugen eine große Vielfalt an pflanzlichen Ölen. Sie können also die kleinen regionalen Hersteller – und ihre weniger alltäglichen Öle – bevorzugen oder sich den Landwirten, die kleine Flächen ölhaltiger Pflanzen (für ihren Biotreibstoff) bewirtschaften, zuwenden. Sie werden bei ihnen günstig Raps- und Sonnenblumenöl kaufen können.

Wir schlagen Ihnen hier eine Liste vor, die allerdings keinen Anspruch auf Vollständigkeit erhebt. Surfen Sie einfach im Internet und Sie werden eine Menge verschiedener Öle, Butter und Fette entdecken, die wir nicht mit einbezogen haben. Erinnern Sie sich immer daran, dass die Qualität Ihrer Seife von den Zutaten abhängt.

Pflanzliche Öle und Butter

Süßmandel *(Prunus dulcis)* — Europa

Reich an Linolsäure (24 %) und Vitamin A und B ist sie aufgrund ihrer reizlindernden und beruhigenden Wirkung für sensible und zarte Babyhaut besonders geeignet. Aufgrund dieser Eigenschaften wird sie bei Ekzemen und Schuppenflechten empfohlen. Süßmandelöl verseift gut und trägt dazu bei, dass die Seife besonders mild wird.

Von 4 % bis 15 % [2]

Erdnuss *(Arachis hypogaea)*

Das Erdnussöl, das zu den am meisten konsumierten Ölen der Welt zählt, enthält 52 % Linolsäure. Sie besitzt nährende und die Haut geschmeidiger machende Eigenschaften. Es ist ein preiswertes Basisöl, das wenig Schaum in einer Seife erzeugt. Wenn Sie zu viel davon verwenden, wird Ihre Seife weich.

Bis zu 20 %

Avocado *(Persea gratissima)* — Europa

Hier ein weiteres pflanzliches Öl, das gut für die Epidermis ist, da es eine Vielfalt an guten Vitaminen aufweist (A, B, C, D, E, H, K, PP). Darüber hinaus ist Avocadoöl reich an unverseifbaren Stoffen, die die Feuchtigkeitsaufnahme der oberen Epidermisschichten fördert. Das Avocadoöl zeichnet sich durch eine vorbeugende Wirkung gegen Hautalterung aus.

Von 2 % bis 15 %

[2] Für jedes Öl geben wir eine Anwendungsempfehlung an (in Prozentsatz in Bezug auf das Gesamtgewicht der benutzten Öle angegeben). Wir wollen Sie in keiner Weise einengen und wir ermutigen Sie dazu, die ungewöhnlichsten Experimente zu wagen.

Eine gewollte „Gedächtnislücke“: das Arganöl
Trotz seiner großen Beliebtheit wurde das Arganöl bewusst von unserer Liste gestrichen. Auf unserer letzten Reise nach Marokko 2007 bemerkten wir einen steigenden wirtschaftlichen Druck, ausgehend von den lokalen Behörden, auf die landwirtschaftlichen Genossenschaften. Durch großzügige öffentliche Subventionen (die unfreiwillig durch die europäischen Importeure finanziert werden), mussten sich die Genossenschaften rasch an eine kommerzielle Denkweise anpassen; zum Nachteil der vertrauensvollen und freundschaftlichen Arbeitsatmosphäre, die von den Frauen geschaffen worden war. Des Weiteren importiert der französische Großhändler nur die Mandelkerne und nicht mehr das Öl, und dies senkt wiederum nochmals die Gewinnspanne, die den Landwirten zugutekommt. Wetten, dass die marokkanischen Frau es schaffen, diese uralte Ressource zu bewahren und gerechte Wege finden, die einen respektvollen Umgang mit der Umwelt mit einschließen?

Kakaobutter *(Theobroma cacao)*

Schade, dass der unnachahmliche Duft der Schokolade, der von der Kakaobutter ausgeht, der Verseifung nicht standhält! Noch dazu, weil sie eine fantastische feuchtigkeitsspendende und nährende Wirkung hat: Sie hinterlässt nämlich einen feinen Schutzfilm auf der Haut, der den feuchtigkeitsspendenden Effekt verlängert. Zu viel Kakaobutter kann die Seife brüchig machen.
Bis zu 15 %

Sheabutter *(Butyrospermum parkii)*

Die Sheabutter (auch Karitébutter genannt) wird ausgiebig zur täglichen Haut- und Haarpflege in Afrika genutzt. Vom Karitébaum (auch Sheanussbaum genannt) gewonnen, beinhaltet sie einen sehr hohen Prozentsatz an unverseifbaren Stoffen, was wiederum eine äußerst milde Seife garantiert. Was für ein Genuss!
Mindestens 3 %

Borretsch *(Borago officinalis)* FRANKREICH

Aufgrund seiner mühsamen Gewinnung grenzt der hohe Preis des Borretschöls die Nutzungsmöglichkeiten ein und reiht Ihre Seife in die Klasse der Luxusartikel ein. Reich an Gamma-Linolensäuren ist Borretschöl für seine feuchtigkeitsspendende Wirkung und seinen Anti-Aging-Effekt bekannt.
Von 3 % bis 10 %

Leindotter *(Camelina sativa)* FRANKREICH

Kaum bekannt, aber zu den ältesten Ölen der menschlichen Ernährung zählend, enthält Leindotteröl einen außergewöhnlichen Prozentsatz an Alpha-Linolensäure (30 bis 40 %), der bis zu zehn Mal höher sein kann als der Durchschnitt der anderen Öle. Es ist speziell für besonders sensible Haut geeignet. Es wird außerdem in der Haarpflege verwendet.
Von 3 % bis 15 %

Färberdistel *(Carthamus tinctorius)* FRANKREICH/EUROPA

Mit 74 % Linolsäure und 20 % Ölsäure ermöglicht das Öl der Färberdistel die Herstellung einer sanften und feuchtigkeitsspendenden Seife, die dabei hilft, das Gleichgewicht sehr trockener Haut zu bewahren. Es wird auch für die Haarpflege empfohlen. Zu viel Färberdistel in der Mischung ergibt eine weiche Seife.
Bis zu 15 %

Hanf *(Cannabis sativa)* FRANKREICH/EUROPA

Der Hanf taucht wieder in unseren Feldern auf – und das ist auch gut so! Diese widerstandsfähige, leicht anzubauende Pflanze, die keinerlei besondere Behandlung braucht, wird vielseitig genutzt, zum Beispiel für Textilien, Bautechnik, Lebens-

mittel und Kosmetik! Aus den Körnern der Pflanze gewonnen, beinhaltet das Öl eine große Menge an essentiellen Fettsäuren und ist eine exzellente Wahl für alle Hauttypen. Aufgrund seiner regenerierenden Wirkung ist es mein einheimisches Lieblingsöl!
Bis zu 25 %

Bienenwachs *(Cera alba)* FRANKREICH

Schon die Urstämme benutzten es als antiseptisches Mittel, um Wunden zu heilen. Neben seiner keimtötenden Wirkung hat das Bienenwachs auch einen erweichenden, geschmeidig machenden und beruhigenden Effekt. Darüber hinaus erleichtert es das Speichern von Wasser durch die Epidermis. Bienenwachs ist sehr praktisch, um die Seife fester zu machen und hinterlässt außerdem einen leichten Zucker- und Honigduft in einer neutralen Seife.
Von 2 % bis 6 %

Kokos – Kokosnuss oder Kopra *(Cocos nucifera)*

Es handelt sich hierbei um eine große Entdeckung, die die moderne Seifenherstellung revolutioniert hat. Der Hauptgrund, dieses feste Fett Ihrer Seife beizumischen, ist sein ... schäumender Effekt! Ohne Kokusnuss gäbe es keinen oder nur wenig Schaum. Bei übermäßigem Gebrauch kann es eine austrocknende Wirkung auf die Haut haben. Das Produkt, das man in Supermärkten und Bio-Läden unter der Bezeichnung „Frittierfett" findet, besteht fast immer zu 100 % aus Kokosöl.
Von 10 % bis 30 %

Raps *(Brassica napus)* FRANKREICH

Reich an Vitamin E besitzt Rapsöl unbestreitbare kosmetische Qualitäten und ist ideal für die Hautpflege. Lokal erhältlich (oft bio) und günstig.
Bis zu 20 %

Weizenkeime *(Triticum vulgare)* FRANKREICH

Durch seinen Reichtum an Vitamin E, nährt, verjüngt und regeneriert das Weizenkeimöl. Reich an unverseifbaren Stoffen (5 %), wirkt positiv gegen die Alterung der Haut und den Verlust ihrer Elastizität.
Von 3 % bis 10 %

Jojoba *(Simmondsia chinensis)*

Entgegen seines Namens und aufgrund seiner chemischen Zusammensetzung gleicht das Jojobaöl eher flüssigem Wachs. Es hat ähnliche Eigenschaften wie das Talg und ist daher ein exzellenter Feuchtigkeitsspender. Es revitalisiert auch die Kopfhaut. Eine weitere erstaunliche Eigenschaft:
Es nährt die Haut, macht sie geschmeidig und regeneriert sie. Es wirkt außerdem entzündungshemmend und hat auch überdies den enormen Vorteil, dass es nicht ranzig wird.
Von 3 % bis 10 %

Macadamia *(Macadamia ternifolia)*

Stabiles Öl mit regenerierender und reizlindernder Wirkung. Es ist eine vernünftige Wahl für die Gesichtspflege und die Hautpflege der Babys.
Sehr schnell einziehend, hinterlässt es kein Fettigkeitsgefühl auf der Haut und lässt sich lange ohne Veränderung konservieren. Lange Haltbarkeit.
Von 5 % bis 30 %

Niem *(Melia azadirachta)*

Ursprünglich aus Indien, hat der Niem natürlicherweise seinen Platz in der ayurvedischen Medizin. Seine therapeutischen Eigenschaften sind bei vielen verschiedenen Krankheiten anwendbar, darunter auch Hautkrankheiten.
Sein Öl ist für seine starke insektenvertreibende und antiparasitäre Wirkung bekannt. Die Anwendungsmöglichkeiten sind vielfältig: veterinäre Behandlungen, Läuseshampoo – ganz abgesehen von dem Einsatz in der biologischen Landwirtschaft, vom Obstbaum bis zum Stall! Man kann es heutzutage relativ einfach bekommen; haben Sie aber Nachsicht mit seinem überraschenden Aroma!
Bis zu 30 %

Schwarzkümmel *(Nigella sativa)*

Ursprünglich aus Nordafrika, wurde das Öl des Echten Schwarzkümmels schon im Koran für seine vielen Heilkräfte erwähnt. Mit fast 60 % an Linolsäuren (Omega-6-Fettsäure) ist es besonders gut für fettige und atypische Haut und für die Pflege der Kopfhaut und der Haare geeignet.

Von 3 % bis 10 %

Haselnuss (Corylus avellana) FRANKREICH

Reich an Vitamin A und E, wird das Haselnussöl besonders im Falle einer Irritation bei trockener und sensibler Haut empfohlen und um die Epidermis wieder geschmeidig und elastisch zu machen. Sehr flüssig, zieht das Haselnussöl schnell ein, ohne ein Fettigkeitsgefühl zu hinterlassen.

Von 3 % bis 15 %

Nuss *(Juglans regia)* FRANKREICH/EUROPA

Ursprünglich aus dem Nahen Osten, wird sie heute in Frankreich und Europa angebaut. Mit 65 % an Linolsäuren und einem hohen Vitamin-B6-Prozentsatz, ist Nussöl ein gutes Hilfsmittel bei der Haarpflege. Es nährt und hydriert die Haut. Seine Haltbarkeit ist sehr begrenzt.

Bis zu 10 %

Marillenkern *(Prunus armeniaca)* FRANKREICH

Aufgrund seiner Flüssigkeit und seines Mandelgeruches ist Marillenkernöl perfekt für die Seifenherstellung geeignet. Reich an Vitamin A, das ihr eine regenerierende Wirkung verleiht, hydriert, nährt und stärkt es feine und müde Haut. Es zieht sehr schnell ein, hinterlässt kein Glänzen auf der Haut und ist erste Wahl als Ersatz für eine Tagescreme.

Von 3 % bis 20 %

Olive *(Olea europea)* FRANKREICH

Die Goldmedaille für die Königin der Öle der Seifenherstellung. Gemeinsam mit dem Kokosöl bildet sie das ideale Duo für fast alle unsere Lieblingsrezepte. Reines Olivenöl macht eine fantastische Seife, die sehr sanft ist und einen feinen feuchtigkeitsspendenden Film auf Ihrer Haut hinterlässt, ohne sie zu ersticken. Als Information: Eine Seife, die einzig auf Olivenölbasis erstellt wurde, ergibt eine, aufgrund ihrer aufweichenden Wirkung, bemerkenswerte Seife mit leicht klebriger Textur, die aber sehr wenig Schaum erzeugt.

Bis zu 100 %

Gemeine Nachtkerze *(Oenothera biennis)* FRANKREICH

In der Kosmetik wirkt dieses seltene und kostspielige Öl sehr gut der Austrocknung der Epidermis entgegen. Mit 72 % Linolsäure wird es generell gegen Faltenbildung eingesetzt und hat eine regenerierende Wirkung auf trockene und atypische Haut.

Von 3 % bis 10 %

Ölpalme *(Elaeis guineensis)*

Aus dem getrockneten Fruchtfleisch (auch Kopra) der Steinfrüchte der Ölpalme gewonnen, wird Palmfett schon seit zwei Jahrhunderten in der Seifenherstellung genutzt. Sie verleiht nämlich der Seife Festigkeit und Härte und ersetzt traditionellerweise Talg (Rinderfett) in 100 % pflanzlichen Rezepten. Je nach Temperatur ist das raffinierte Palmöl fest oder halbfest, mit einer Perlweißfärbung. Unraffiniertes Öl wird in den asiatischen Supermärkten verkauft.

Der Ertrag der vor allem in Südostasien angebauten Ölpalmen ist sehr hoch, und dieses Öl hat eine Vormachtstellung gegenüber den anderen weltweiten Ölpflanzen-Plantagen. Aufgrund seines wettbewerbsfähigen Preises nimmt das Palmöl einen sehr wichtigen Platz in der Weltwirtschaft ein; 80 % seiner Produktion werden von der weltweiten Lebensmittelindustrie weiterverarbeitet. Die restlichen 20 % werden zur Herstellung von Biokraftstoff, kosmetischen Produkten, Reinigungsmitteln und Seife genutzt. Seit dem Jahre 2000 erlebt die Produktion von Palmöl einen Boom, um der Lebensmittelnachfrage der aufstrebenden Märkte wie China und Indien und der westlichen Nachfrage nach Biokraftstoff (zum Glück seit 2007 wieder in Frage gestellt) nachzukommen. Daraus ergibt sich eine massive Abholzung, die jegliche Artenvielfalt auf Millionen

von Hektar auslöscht, und das in oft sehr fruchtbaren Gebieten unserer Erde. Dennoch sind Initiativen für eine verantwortungsbewusstere und nachhaltigere Produktion in den lateinamerikanischen Staaten (z. B. Kolumbien) entstanden, und das biologische Siegel garantiert wenigstens, dass Ihre Seife zumindest etwas weniger zur Zerstörung der Umwelt beiträgt. Dieses Buch beinhaltet ein Dutzend Rezepte ohne Palmöl.
Von 10 % bis zu 100 %

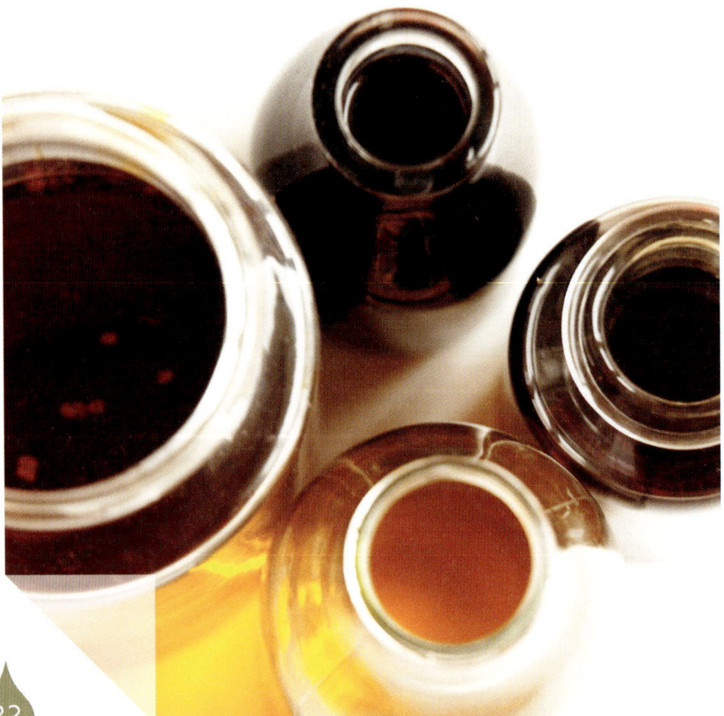

Palmkern *(Elaeis guineensis)*

Sehr oft in der Seifenindustrie verwendet, wird das Palmkernöl aus dem Samen der Ölpalme gewonnen.
Es handelt sich hierbei um eine andere Komponente der Seifengroßindustrie, denn das verseifte Palmkernöl erzeugt einen ebenso cremigen und üppigen Schaum wie das aus Kopra gewonnene.
Von 10 % Minimum bis zu 100 %

Traubenkerne *(Vitis vinifera)* FRANKREICH

Reich an Vitamin E, ist das Traubenkernöl exzellent für die Epidermis. Es eignet sich für alle Hauttypen und ganz besonders für fettige Haut. Es hat auch eine regenerierende Wirkung auf trockene, spröde und beschädigte Haare. Leicht oxydierbar, wird es schnell ranzig. Achten Sie darauf, dass der Rückfettigkeitsgehalt angemessen gering ist (siehe S. 48).
Bis zu 10 %

Pflaume *(Prunus domestica)* FRANKREICH

Das native Pflaumenöl, aus den Pflaumensamen der „Prune d'Ente" („Pflaume von Agen") gezüchtet, die im Südwesten Frankreichs angebaut und geerntet wird, wird durch Kaltpressung gewonnen, macht die Epidermis geschmeidig und liefert ihr Nährstoffe. Sehr reich an Vitamin E, zieht es schnell in die Haut ein. Mit 70 % Ölsäure und fast 20 % Linolsäure oxidiert es langsam, daher resultiert auch die lange Haltbarkeit des Pflaumenöls.
Bis zu 20 %

Rizinus *(Ricinus communis)*

Blassgelb und sehr zähflüssig, wird das Rizinusöl traditionellerweise auf den Antillen und in Afrika als Basisöl für die Hand-, Körper- und Haarpflege benutzt. Da es das Wasser aufnehmen und dann in der Epidermis speichern kann, ist es eine exzellente Kosmetikwahl. Ein übermäßiger Gebrauch kann für die Festigkeit der Seife nachteilig sein, aber in vernünftigem

Maße benutzt macht Rizinus die Seife geschmeidiger und den Schaum noch cremiger. Man findet es häufig in Shampoo-Seife und Rasierseifen.
Von 2 % bis zu 10 %

Wein-Rose *(Rosa rubiginosa)*
Durch seinen hohen Vitamin-A-Anteil regeneriert und baut dieses pflanzliche Wildrosenöl, dank seiner außergewöhnlichen Anti-Falten und wundheilenden Eigenschaften, die angegriffene Haut wieder auf. Es wird bei trockener Haut, im Falle erweiterter Äderchen oder von Akne bzw. gegen Ekzeme und Schuppenflechten angewandt.
Von 3 % bis zu 15 %

Sesam *(Sesamum indicum)*
Das Sesamöl ist reich an Wirkstoffen (Vitamin E, Mineralien, Proteine und Lezithin) und empfiehlt sich bei trockener oder angegriffener Haut. Sehr schnell einziehend, regeneriert es die Haut und macht sie geschmeidig, kräftigt Nägel und Haare. Gute Haltbarkeit.
Von 3 % bis zu 10 %

Soja *(Glycine max)*
Sojaöl passt für alle Hauttypen, besonders aber für müde Haut und im Fall von Akne. Reich an Vitamin E, wird es leicht von der Epidermis aufgenommen und hilft dabei, die oberen Schichten der Haut zu regenerieren. Sojaöl wird leicht ranzig.
Bis zu 20 %

Reiskleie *(Oryza sativa)*
Das Reiskleienöl beinhaltet mehr als einhundert Antioxidantien: Vitamine, Mineralien, Enzyme, Fettsäuren etc. Diese tragen zur Stimulation der Haut- und Haarzellen bei. Ideal für die Zusammensetzung einer Shampoo-Seife.
Bis zu 20 %

Sonnenblume *(Heliantus annus)* FRANKREICH
In französischen Regionen sehr verbreitet, wirkt das Sonnenblumenöl mildernd und hydrierend auf der Haut. Sehr reich an Vitamin E und essentiellen Fettsäuren, verstärkt sie die Schutzfunktion der Epidermis und hilft vorbeugend gegen Hautaustrocknung. Preisgünstig und überall erhältlich, ist dieses Öl eine kluge Wahl für Ihre Hausseife.
Von 5 % bis zu 20 %

In der Praxis: Wie hoch ist der Prozentsatz der zu benutzenden Öle?
Um eine Seife erzeugen zu können, die ohne auszutrocknen wäscht und angenehm schäumt, müssen Sie zu mindestens 50 % Öle benutzen, die bei Raumtemperatur fest sind (wie z. B. Palmöl, Kokosöl, pflanzliche Buttersorten oder tierische Fette). Dies ergibt eine feste Seife, die nicht zu schnell unter der Dusche schmilzt. Für die restlichen 50 % können Sie mehrere flüssige Öle kombinieren. Ausnahme von dieser Regel: Sie können die festen Öle auch weglassen und einen höheren Olivenölanteil in Ihrem Rezept verwenden (> 60 %).

Tierische Fette

Rind (Talg) und Schwein (Schmalz)

Historisch mit der traditionellen Seifenherstellung verbunden, stellt Rinderfett immer noch die Basis der heutigen Seifenindustrie dar. Trotz ihres weniger ansprechenden Images ergibt die Verwendung dieser beiden tierischen Fette keine schlechte Seife. Doch die intensiv betriebene Zucht dieser Tiere spricht eher gegen die Verwendung dieser Fette. Ein pflanzliches, kaltgepresstes Nativöl ist wahrscheinlich weniger verunreinigt. Die interessanteste Eigenschaft von Talg und Schweineschmalz liegt in ihrer stark schmutzlösenden Wirkung (sehr gefragt bei den Waschmitteln). Wenn Sie Züchter sind, zögern Sie nicht, das Fett Ihres Viehs zu verwerten, um eine Seife exzellenter Qualität zu erstellen. Ihr Metzger wird Ihnen sicher gerne kostenlos welches besorgen.

Ente und Gans

Diese Fette sind leicht in ländlichen Regionen zu bekommen. Fragen Sie lokale Erzeuger nach nativem ungesalzenem Fett. Es trägt zur Festigkeit Ihrer Seife bei und verleiht ihr dabei auch noch eine mildernde Wirkung.

Strauß und Emu — Europa

Diese beiden Vögel liefern Öle, die sehr viele kosmetische und therapeutische Eigenschaften besitzen. Sie gelten als lindernd bei Ekzemen, Schuppenflechte, Hautjuckreiz, trockener oder rissiger Haut, und halten sich, lichtgeschützt und bei Raumtemperatur, sehr gut.

In der Praxis: Wie klärt man tierisches Fett?

Um eine Seife, die auf tierischem Fett basiert, herstellen zu können, müssen Sie zuerst das Fett klären (wenn Sie es nicht schon fertig gekauft haben). Dieses Verfahren besteht darin, das Fleischfett so lange zu erhitzen, bis es flüssig genug ist, um gefiltert zu werden. Dabei werden die Unreinheiten und die festen Stückchen entfernt. Zerkleinern Sie 1 kg Rinderfett zum Beispiel mithilfe eines elektrischen Fleischwolfes. Legen Sie das gehackte Fett in einen Kochtopf und bedecken Sie es mit Wasser. Geben Sie 6 Lorbeerblätter, 3 Gewürznelken, eine halbe Tasse Branntweinessig (entfernt garantiert jeglichen Geruch) und 4 Esslöffel grobes Salz hinzu. Zum Kochen bringen und dann bei schwacher Flamme ungefähr 30 Minuten köcheln lassen. In eine tiefe Salatschüssel schütten und das Ganze mithilfe eines großen Siebes filtern. In den Kühlschrank zur kompletten Abkühlung stellen. Nehmen Sie Ihre Fettplatte aus der Form und waschen Sie sie vorsichtig mit kaltem Wasser ab, indem sie den unteren Teil abbürsten. Brechen Sie sie in Stücke. Kühl aufbewahren.

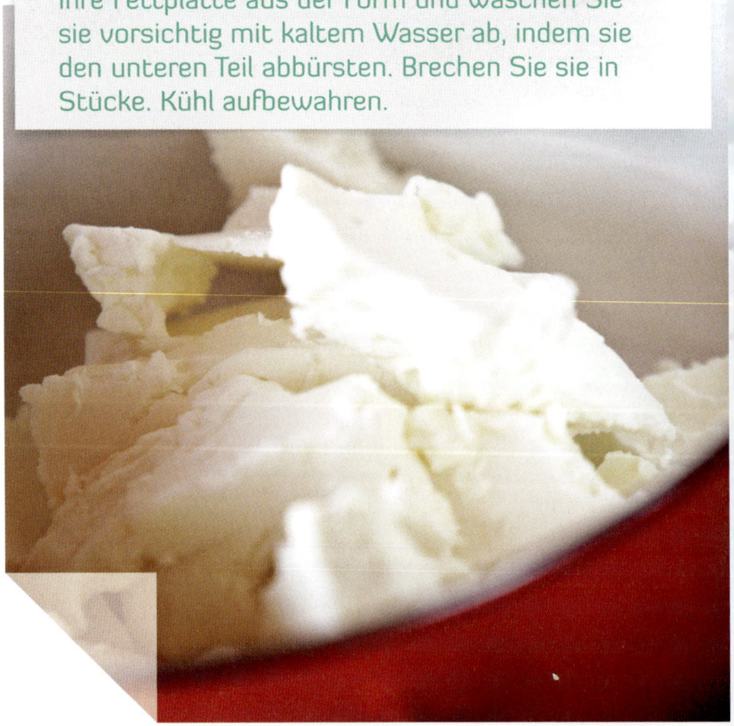

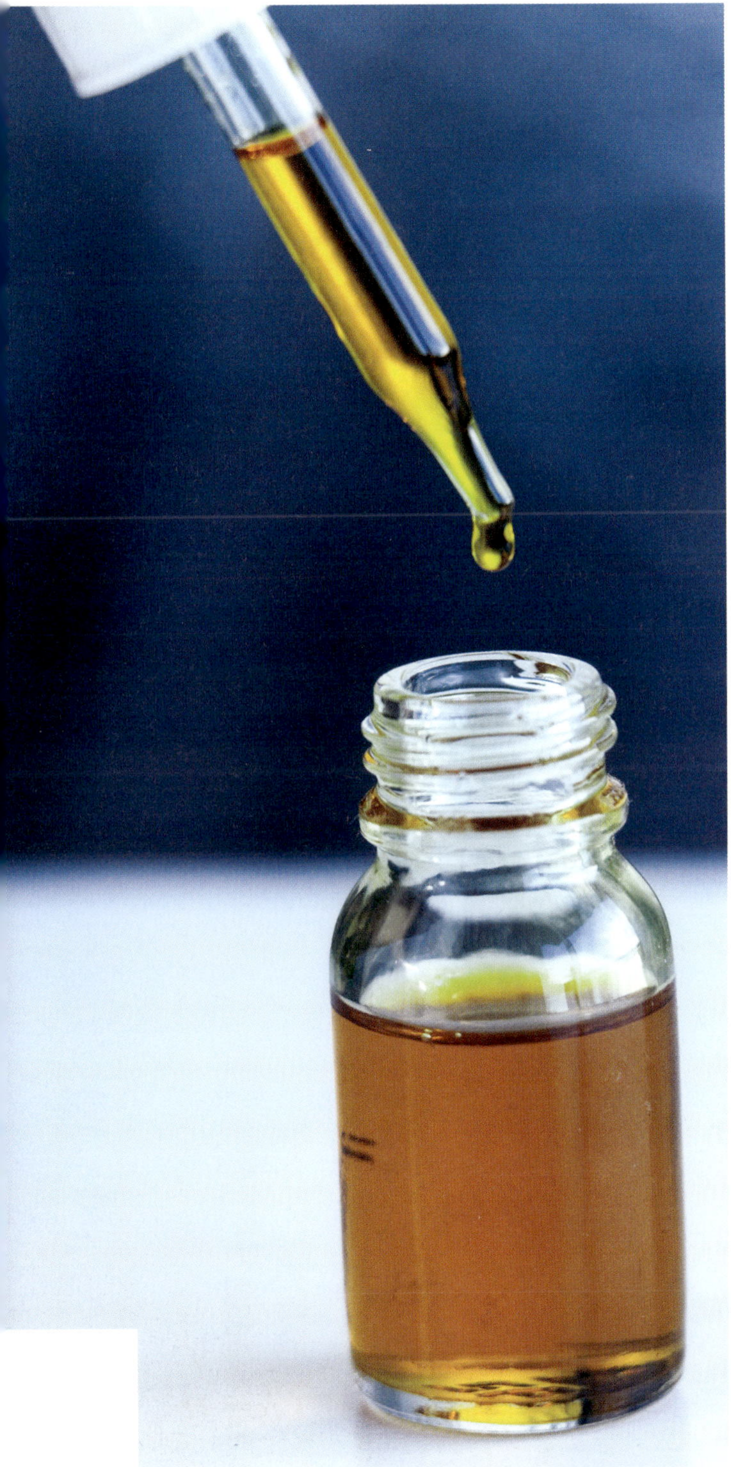

Natürliche Duftstoffe

Es existieren tausende synthetische Riechstoffe, von denen ein großer Teil speziell für die Seifenherstellung entwickelt wurde. Ich habe solche Stoffe nie benutzt, und sie werden in diesem Buch auch nirgendwo erwähnt! Ich kenne viel zu viele Leute, die auf künstliche Aromata allergisch reagieren. Lassen wir also diese Industrieprodukte beiseite und konzentrieren wir uns auf die Möglichkeiten, die uns die ätherischen Öle anbieten. Lebt denn wohl, grüner Tee, Feige, Maiglöckchen, rote Früchte und grüner Apfel, die nicht in das Repertoire der destillierten Pflanzen fallen.

In der Seifenherstellung werden die ätherischen Öle vor allem wegen ihrer aromatischen Qualitäten genutzt. Dennoch sollten Sie als Benutzer von ätherischen Ölen für Ihre Seifen erwägen, sich ein gutes Buch über Aromatherapie zu besorgen, um so die Eigenschaften aller im Handel erhältlichen ätherischen Öle und die Vorsichtsmaßnahmen bei deren Verwendung gut kennen zu lernen. Bis Sie gut ausgerüstet sind – was von großem Nutzen ist –, nennen wir Ihnen die wichtigsten Eigenschaften und Indikationen der vorgestellten ätherischen Öle.

Meistens reicht eine Menge an ätherischen Ölen von 2 bis 5 % des Gesamtgewichtes der pflanzlichen Öle Ihres Rezeptes, um ein lang anhaltendes Parfüm zu schaffen.

Die Parfümnoten sind folgende:

- **Kopfnote:** frisch und leicht, verflüchtigt sich schnell. Sie ist der erste wahrnehmbare Duft in einer Mischung;
- **Herznote:** verflüchtigt sich langsamer, sie bildet den eigentlichen Duftcharakter des Parfüms;
- **Basisnote:** enthält schwere Bestandteile (das Parfüm ist reichhaltig); das Parfüm kommt langsam hervor und hält mehrere Tage lang an.

In der Praxis:
Wie kombiniert man ätherische Öle?
Die ätherischen Öle verflüchtigen sich, manche lösen sich schnell auf (Kopfnote), und ihr Parfüm entschwindet umso schneller aus Ihrer Seife. Man muss sie in höheren Dosierungen anwenden und sie je nach Note aufeinander abstimmen. Zum Beispiel halten Zitrusdüfte als Kopfnote in einer Seife, die im Kaltverfahren hergestellt wurde, nicht lange. Man kombiniert sie gerne mit einer Basisnote, wie Zeder oder Patchouli, die eine bindende Wirkung hat.

Ätherische Öle können ein Vermögen kosten und man sollte sie besser nicht verschwenden. Bevor Sie mit Ihrem Rezept beginnen, testen Sie Ihr Parfüm auf folgende Weise: Erstellen Sie zunächst Ihre eigene Mischung, indem Sie den Anteil der verschiedenen ätherischer Öle festlegen und darauf achten, dass er bei jedem dieser Öle je nach Stärke variiert.
Beispiel: Für dieses Rezept, das 1 kg Öl beinhaltet, will ich 40 g ätherischer Öle (4 %) vermengen.
Ich teile es folgendermaßen auf:
1 Teil ätherisches Lavendelöl (10 g)
3 Teile ätherisches Orangenöl (30 g)

Für den Test gebe ich also 1 Tropfen ätherisches Lavendelöl (1 Teil) und 3 Tropfen ätherisches Orangenöl (3 Teile) auf ein Taschentuch. Dieses wird dann in ein fest verschlossenes Einmachglas gegeben. 1 oder 2 Stunden später öffne ich den Topf und rieche an dem ausströmenden Parfüm. Das ist zugegebenermaßen keine sehr wissenschaftliche Methode, aber so bekomme ich eine Vorstellung davon, wie das Endprodukt dieser Kombination duften wird.
Die folgende Tabelle zeigt die ätherischen Öle, die wir gerne in unseren Seifen nutzen und die entsprechende Parfümnote. Diese Aufzählungsmöglichkeiten sind natürlich noch nicht ausgeschöpft, denn jedes neue Jahr bringt viele neue Gerüche und erstaunliche Erfindungen. Was für ein wunderbares Parfüm wird Ihre Kreativität hervorbringen?

Bei Gebrauch von ätherischen Ölen sollten Sie auf folgende Vorsichtsmaßnahmen achten:

- Ätherische Öle außerhalb der Reichweite von Kindern aufbewahren
- Im Falle eines Augenkontaktes mit ätherischen Ölen, Einnahme dieser Stoffe oder Verbrennung der Epidermis benutzen Sie ein pflanzliches Öl oder eine Creme, um die Wirkung zu mindern und kontaktieren Sie den Giftnotruf.
- Einige sehr weit verbreitete ätherische Öle haben die seltsame Eigenschaft, Kunststoff zu „zerfressen“. Achten Sie also darauf, keine Behälter oder Geräte aus Kunststoff zu benutzen und schützen Sie Ihre Waagschale oder Arbeitsfläche, wenn sie mit ätherischen Ölen hantieren.

Tabelle der ätherischen Öle (medizinische und aromatische Eigenschaften)[3]

Umgangssprachlicher Name *lateinischer Name*	**Parfüm**	**Wirkung und Indikation**	**Harmoniert mit**	**Parfüm-note**
Sandelholz *Amyris balsamifera*	Holzig, balsamisch, süße Zitronennote	Antiseptisch, entspannend	Bergamotte, Ingwer, Ylang-Ylang	**Basis**
Basilikum *Ocimum basilicum*	Süß, Anisgeruch, frisch, kräuterhaft, leichter Kampfergeruch	Bronchitis, Verkühlung, Husten, Insektenstiche, Übelkeit	Fast alle ätherischen Öle	**Kopf**
Bay St. Thomas *Pimenta racemosa*	Arzneigeruch fruchtig, würzig maskulin	Fettige Haut, Schuppen	Basilikum, Bergamotte, Zitrusfrüchte, Zeder, Zimt, Muskatellersalbei, Nelke, Eukalyptus, Geranie, Ingwer, Lavendel, Patchouli, Minze, Kiefer, Rosmarin, Vetiver, Ylang-Ylang	**Basis**
Bergamotte *Citrus bergamia*	Fruchtig, Zitrusduft, erfrischend	Antistress, gegen Akne	Geranie, Lavendel, Zitrone, Ylang-Ylang	**Kopf**
Kampfer (auch Ravintsaraöl) *Cinnamomum camphora*	Holzig, dem Rosenholz ähnlich	antiseptisch, desodorierend mildernd, aphrodisisch	Zitrusfrüchte, Basilikum, Geranie, Rosmarin, Lavendel, Muskatellersalbei, Majoran	**Basis**
Zimt (Blatt) *Cinnamomum zeylanicum*	Würzig, nach Moschus duftend, heiß und süß	Stark antiseptisch, fördert die Durchblutung, stimulierend, aphrodisisch	Zitrone, Orange, Mandarine, Ylang-Ylang	**Basis**
Kardamom *Elettaria cardamomum*	Würzig, holzig, süß	Verdauungsprobleme, Übelkeit, Kopfschmerzen	Beeren, schwarzer Pfeffer, Zeder, Zimt, Nelke, Koriander, Ingwer, Zitrusfrüchte, Palmarosa, Patchouli, Bitterorange, Vetiver, Ylang-Ylang	**Kopf Herz**
Karotte *Daucus carota*	Fruchtig, erdig	Antifalten, trockene und reife Haut	Zeder, Geranie, Zitrusfrüchte	**Herz**
Zeder *Cedrus atlantica/deodora*	Holzig, sanft	Akne (-Haut), fettige Haut, Schuppenflechte, insektenvertreibend	Orange, Bergamotte, Patchouli, ideal um Kopfnoten zu fixieren	**Basis**

[3]Diese Tabelle besitzt nur eine beratende Funktion und erhebt keinesfalls den Anspruch, Informationen therapeutischer, diagnostischer oder behandelnder Art zu bieten. Die hier zusammengestellten Informationen können in keinem Fall die Diagnose oder Behandlung eines qualifizierten Arztes ersetzen; sie beruhen auf der traditionellen Nutzung der ätherischen Öle, wie sie in vielen Werken beschrieben wird. Es wird keinerlei Garantie oder Verantwortung über die Wirkung, die in Verbindung mit dem Gebrauch entsteht, übernommen.

Umgangssprachlicher Name *lateinischer Name*	**Parfüm**	**Wirkung und Indikation**	**Harmoniert mit**	**Parfüm-note**
Zitrone *Citrus limonum*	Zitronig, zitrusschalig, erfrischend	Antibakteriell, adstringierend, Akne, Herpes, Furunkel	Hält nicht lange in der Seife. Lavendel, Ylang-Ylang, Rose, Geranie, Eukalyptus	**Kopf**
Gewürznelke *Eugenia caryophyllata*	Pfefferig, holzig, heiß	Antiseptisch, Verkühlung, Schnittwunden, insektenvertreibend, Übelkeit	Bergamotte, Muskatellersalbei, Geranie, Pampelmuse, Lavendel, Zitrone, Mandarine, Palmarosa, Ylang-Ylang	**Herz**
Zypresse *Cupressus sempervirens*	Frisch, balsamisch, harzig	Blutdrucksenkend, antiviral, Verkühlung, Grippe, Muskelschmerz, Verbrennung	Lavendel, Zitrone, Kiefer, Thymian	**Herz**
Elemi *Canarium luzonicum*	Zitronig, frisch, pfefferig, würzig	Reife Haut, Narben, Antistress	Zimt, Weihrauch, Lavendel, Myrre, Rosmarin, Salbei, andere ätherische Öle aus Gewürzen	**Basis**
Eukalyptus *Eucalyptus globulus/ radiata*	Frisch, holzig, Kampfergeruch, Arzneigeruch	Entzündungshemmend, chronische HNO-Erkrankung Muskelschmerz	Rosmarin, Pfefferminze, Lavendel, Australischer Teebaum, Zeder, Zitronengras	**Kopf**
Wacholder *Juniperus communis*	Holzig, balsamisch, mild	Akne (-Haut), Ekzem	Bergamotte, Geranie, Rosmarin, Majoran	**Herz**
Geranie *Pelargonium graveolens*	Blumig, fruchtig, nach Rosen duftend	Epidermis regenerierend, Antistress, Ekzem	Zitrusfrüchte, Lavendel, Palmarosa, Rosmarin	**Herz**
Ingwer *Zingiber officinalis*	Würzig, heiß, holzig	Arthritis, Rheuma	Orange, Palmarosa, Mandarine, Ylang-Ylang	**Herz**
Lavendel *Lavandula angustifolia/ officinalis*	Blumig, kräuterhaft, frisch	Verbrennung, Ekzem beruhigend, Muskelschmerz	Das unbeständigste ätherische Öl. Lässt sich mit den meisten anderen Ölen mischen. Wunderbar alleine in der Seife.	**Kopf** **Herz**

Umgangssprachlicher Name *lateinischer Name*	**Parfüm**	**Wirkung und Indikation**	**Harmoniert mit**	**Parfüm-note**
Zitronengras *Cymbopogon flexuosus*	Zitronig	Schwitzen, Akne, insektenvertreibend	Zeder, Litsea cubeba, Eukalyptus, Geranie	**Kopf**
Litsea cubeba *Litsea cubeba*	Zitronig, hilft andere Zitrusfrüchte zu binden	Akne, fettige Haut	Zitrusfrüchte, Australischer Teebaum, Vetiver, Pampelmuse	**Kopf Herz**
Mandarine *Citrus reticulata*	herb zitrusschalig und säuerlich	Schwangerschafts-streifen, Narben, Sedativum	Zitrusfrüchte und Gewürze	**Kopf**
Majoran *Origanum majorana*	Rustikal, aromatisch, Heu	Gegen Viren, Verkühlung, Sedativum, Muskelschmerz, Husten	Zeder, Eukalyptus, Lavendel, Orange	**Herz**
Pfefferminz *Mentha piperita*	Mentholig, kräuterhaft, frisch	Entzündungshemmend, Übelkeit, Gastritis, stimulierend	Eukalyptus, Rosmarin, Geranie, Lavendel	**Kopf**
Muskat *Myristica fragrans*	Holzig, würzig, sanft	Antiseptisch, allgemein kräftigend, Müdigkeit	Schwarzer Pfeffer, Zimt, Gewürznelke, Koriander, Zypresse, Zitrusfrüchte, Patchouli, Australischer Teebaum	**Herz**
Myrte *Myrtus communis*	Kampfergeruch	Stimulierend, antiseptisch, adstringierend	Eukalyptus, Ravensara, Kiefer, Tanne, Zitrone, Geranie, Palmarosa	**Kopf Herz**
Niaouli *Melaleuca viridiflora*	Aromatisch, frisch	Antiseptisch, antibakteriell, Akne	Koriander, Wacholder, Lavendel, Zitrusfrüchte, Pfefferminz, Rosmarin, Kiefer	**Herz**
Orange, süß *Citrus sinensis*	Sanft, süßlich, zitrusschalig	Antistress, Deodorant	Zeder, Zitrusfrüchte, Geranie, Lavendel und Gewürze	**Herz**
Palmarosa *Cymbopogon martinii*	Blumig, frisch, mild, nach Rosen duftend	Reguliert die Talgproduktion, antiseptisch	Geranie, Ylang-Ylang	**Herz**
Pampelmuse *Citrus paradisi*	Zitrusschalig, süßlich, bitter, säuerlich	Fettige Haut, Akne, müde Muskeln, Depression	Zitrone, Palmarosa, Bergamotte, Rosmarin, Lavendel	**Kopf**
Patchouli *Pogostemon cablin*	Erdig, holzig, würzig	Beruhigend, Ekzem, Antifalten	Bergamotte, Zeder, Geranie, Lavendel	**Basis**

Umgangssprachlicher Name *lateinischer Name*	Parfüm	Wirkung und Indikation	Harmoniert mit	Parfüm-note
Bitterorange *Citrus aurantium L.*	Frisch, blumig, kräuterhaft, herb	Beruhigend, Antitranspirant, antiseptisch, reguliert die Talgproduktion, Schuppen, Akne	Bergamotte, Zitrone, Geranie, Lavendel, Palmarosa, Muskatellersalbei	**Herz Basis**
Kiefer *Pinus sylvestris*	Kampfergeruch und eher maskulin	Atemschwierigkeiten	Lavendel, Eukalyptus, Zeder, Mandarine, Geranie	**Herz**
Schwarzer Pfeffer *Piper nigrum*	Holzig, würzig, frisch	Aphrodisiakum, stimulierend	Ylang-Ylang, Rosmarin, Lavendel, Majoran	**Kopf Herz**
Rosmarin *Rosmarinus officinalis*	Kampfergeruch, frisch, mentholig, stechend	Sinusitis, Gedächtnis, Haarpflege	Lavendel, Pfefferminz, Majoran	**Herz**
Australischer Teebaum *Melaleuca alternifolia*	Arzneigeruch, Kampfergeruch, holzig	Gegen Viren, entzündungshemmend, Herpes, Akne, antiseptisch	Lavendel, Eukalyptus, Rosmarin, Kiefer, Majoran	**Kopf**
Thymian *Thymus vulgaris*	Kräuterhaft	Akne, Schnittwunden, Insektenstiche, fettige Haut	Geranie, Pampelmuse, Palmarosa, Zitrone	**Herz**
Vetiver *Vetiveria zizanoides*	Holzig, erdig, rauchig, eher maskulin	Entspannend, Antistress, Angst	Patchouli, Zitrone, Orange	**Basis**
Ylang-Ylang *Cananga odorata*	Süßlich, blumig, Jasminduft, berauschend	Entspannend, aphrodisisch, Sedativum, Antistress	Bergamotte, Orange, Vetiver	**Basis**

Kontraindikationen der ätherischen Öle

Den Fachleuten vorbehaltene Öle (da sie große Gesundheitsrisiken darstellen) sind im Einzelnen: Bittermandel, Anis, Kalmus, Arnika, Artemisia, echter Alant, Kampfer, Kassien, Zimt (Rinde), Costus, Schwarze Edelraute, Wacholdertanne, Polei-Minze, Senf, Eichenmoschus, Oregano, Zwergkiefer, Kren, Bohnenkraut, Echter Salbei, Fenchelholz, Rainfarn, Thuja.

Öle, die bei früheren Epilepsie-Anfällen zu vermeiden sind: Fenchel, Rosmarin, Ysop.

Öle, die während der ganzen Schwangerschaft zu vermeiden sind: Basilikum, Birke, Zeder, Muskatellersalbei, Zypresse, Geranie, Ysop, Jasmin, Wacholder, Majoran, Myrte, Muskat, Pfefferminz, Rosmarin, Estragon, Thymian, Kampfer.

Öle, die während der ersten drei Schwangerschaftsmonate zu vermeiden sind: Kamille, Geranie, Lavendel, Rose.

Lichtempfindliche Öle: Engelwurz, Bergamotte, Zitrone, Orange, Mandarine, Zitronengras.

Farben

Um Ihren Seifen Farbe zu verleihen, brauchen Sie in keiner Weise auf synthetische Produkte zurückzugreifen. Die Mineralien und die Pflanzenwelt bieten der Seifenherstellung eine unglaubliche Palette an Nuancen.

Es reicht ein wenig Erfahrung, um die Anwendung dieser natürlichen Zutaten zu beherrschen.

Die pflanzlichen Pigmente besitzen nämlich ein paar Eigenschaften, auf die man sich besser vorbereiten sollte:

- Die Farbe der pflanzlichen Zutaten kann sich durch die Verseifung ändern (so könnten sie überrascht sein, wie ein wunderbar rotvioletter Rübensaft Ihre Seife mit einem matten Braunton versieht).
- Manche Farben halten lange, wohingegen andere schnell verblassen.
- Bei Benutzung von eingelegten Pflanzen oder von einem Aufguss, kann es zu Schimmelbildung kommen, wenn sie nicht zuvor genügend getrocknet wurden.

Eine gute Kräuterhandlung oder – noch besser – ein Gewürzpflanzenzüchter wird Ihnen eine nahezu unbegrenzte Vielfalt an Ideen eröffnen, um ihr Seifenstück zu verschönern.

Was die Tonminerale angeht, sind sie eine der besten natürlichen Möglichkeiten, um unsere Seifen einzufärben. Nicht nur, dass die Farbpalette sehr breit gefächert ist, sondern vor allem auch, weil ihre Farbe sich mit der Zeit nicht verändert, was einen zusätzlichen Vorteil darstellt, mit dem viele pflanzliche Pigmente nicht mithalten können.

Sie können in aller Ruhe die Ockerfarben untereinander mischen, um die Basisfarben abzustufen. Sie sollten keine Probleme dabei haben, im Handel gefärbte Erde in Pulverform ausfindig zu machen oder ... Sie finden sie in einem Tonsteinbruch ganz in Ihrer Nähe (aber stellen Sie sicher, dass das Vorkommen nicht verschmutzt ist).

Der folgenden Liste wurden ein paar Hinweise zur Benutzung der natürlichen Zutaten hinzugefügt (die vorgeschlagenen Dosierungen reichen zum Einfärben von 1 kg Öl Ihres Rezeptes).

Etwas braun (das hält sicher!)

Kakao (Pulver): Gibt Ihrem Seifenstück einen schokoladigmilchigen oder dunklen Farbton. Ideal, um einen intensiven einfarbigen oder marmorierten Farbton zu erhalten, der an die Farbe schwarzer Schokolade erinnert. ½ Kaffeelöffel.

Kaffee (Pulver): mit einer starken desodorierenden Wirkung versehen. Ersetzen Sie das Wasser in Ihrem Rezept durch Kaffee oder geben Sie einen kleinen Löffel gemahlenen Kaffee hinzu, wenn sich die so genannte „Spur" an der Oberfläche bildet (siehe S. 43).

Zimt (Pulver): schafft ein warmes Braun. Geben Sie nicht zu viel hinein, denn er kann die Epidermis reizen. ½ Kaffeelöffel.

Gewürznelke (Pulver): Fügt einen hübschen gesprenkelten Effekt hinzu. ½ Kaffeelöffel.

Etwas Gelb und Orange (das lange hält)

Karotte (Saft): Verleiht Ihrer Seife einen sagenhaften Farbton, der von Gelb oder leichtem Orange bis zu einem lebendigen Orange reicht. Es reicht, wenn Sie alles oder nur einen Teil des Wassers Ihres Rezeptes durch den zuvor im Wasserbad angewärmten Karottensaft ersetzen. Und all die guten Vitamine eines frischen Saftes können nie schaden!

Färberdistel (Stempel): Weltweit intensiv genutzte Pflanze, um den unerschwinglichen Safran nachzuahmen. Mischen Sie die Stempel der Emulsion bei, um einen schönen optischen Effekt zu erreichen, machen Sie daraus einen Aufguss oder legen Sie sie ein.

Kurkuma (Pulver): Um ein schönes Goldgelb zu erhalten, lösen Sie 1 bis 2 Kaffeelöffel des Pulvers in 1 oder 2 Esslöffel Ihrer Emulsion auf und mengen Sie es dann Ihrer Seife zu Beginn der „Spur" bei.

Man kann auch die gesamten, in Stücke geschnittenen Wurzeln einlegen.

Ölpalme (natives Öl): Schon eine geringe Menge reicht, um Ihr ganzes Seifenstück mit einem lebendigen orangen Farbton zu versehen. Probieren Sie schrittweise die Dosierung zu redu-

zieren, um ein schönes Gelb zu erhalten. Verwenden Sie dieses Öl bis zu einem Anteil von 20 % Ihres Rezeptes oder fügen Sie 1 oder 2 Kaffeelöffel davon, wenn sich die „Spur" bildet, hinzu.
Riesenkürbis (Saft): Als Saft oder Püree ist er wie Karottensaft zu benutzen.
Annattostrauch (Körner): Basis Lebensmittelfarbstoff, der in Milchprodukten wie der Butter verwendet wird. Sie können die Körner oder Pulver vom *Bixa orellana* sehr leicht einlegen und Ihr Öl mit einem schönen dunkelorangen Farbton einfärben. Je nach Dosierung erhalten Sie eine Farbpalette, die von Blassgelb bis leuchtend Orange reicht.
Ringelblume (Blüten): Wegen ihrer der Wundheilung förderlichen und schmerzlindernden Wirkungen eine meiner Lieblingsblumen. Zerreiben Sie die Blütenblätter zu Pulver, um eine homogene Farbe zu erhalten. Um ein sehr schönes Blumenmuster zu erreichen, fügen Sie 1 bis 2 Kaffeelöffel des Pulvers oder ganze Blütenblätter direkt in die Emulsion, bevor die „Spur" entsteht, hinzu. *Sobald die Blütenblätter der Emulsion hinzugefügt wurden, keinen Mixer mehr benutzen, damit sie in ganzen Stücken in der fertigen Seife erhalten bleiben.* Probieren Sie auch die ganzen getrockneten Blüten einzulegen, wodurch sich eine schöne orangene Farbe in Ihrem Öl entwickelt.

Etwas pflanzliches Grün (das nicht hält)

Avocado (Fruchtfleisch): Bei diesem Rezept verwenden Sie 1 Avocado pro Kilo. Zu einer schön glatten Masse pürieren und der „Spur" hinzufügen.
Chlorophyll (Pulver): Üblicherweise aus Alfalfa (*Medicago sativa*) gewonnen, löst es sich gut in Wasser auf und gibt ein lebendiges beständiges Grün. ½ Kaffeelöffel.
Gurke (Saft): Wenn das Wasser in Ihrem Rezept zur Gänze oder nur teilweise durch den Saft einer ganzen Gurke, die mit dem Entsafter gepresst wurde, ausgetauscht wird, entsteht ein schönes helles Grün. Sie können die Gurke auch mixen und danach filtern, um die festen Teilchen entfernen zu können.
Aromatische Kräuter (Blätter): Sie können alle Sorten trocknen, bevor Sie sie zermahlen und sie, wenn sich die „Spur" bildet, hinzufügen. Kräuter mit feinen Blättern, wie Petersilie, können im Ganzen getrocknet werden und als Verzierung in Ihrer Seife dienen. 1 Esslöffel.
Brennnessel (Blätter): Fügen Sie sie als Aufguss oder getrocknet und zu Pulver zermahlen, wenn sich die „Spur" bildet, hinzu. 1 Esslöffel.
Spirulina (Pulver): Meerespflanze (früher auch Blaualgen genannt), die einen schönen dunkelgrünen Effekt ergibt. 1 Kaffeelöffel in etwas Wasser auflösen.

Zugegeben, unsere pflanzliche Welt bietet Ihnen nicht alle Farbtöne des Regenbogens an. Zum Beispiel halten die Farben Rot, Rosa, Blau und Violett, die viele Pflanzen schmücken, der Verseifung nicht stand. Nicht verzweifeln, denn es gibt ein paar Ausnahmen ...

Etwas Rosa und etwas Rot (das hält ...)

Heckenrose (Beere): Geben Sie auf das Juckpulver im Inneren der Hagebutte acht. Machen Sie einen stärkeren Aufguss mit den Heckenrosenbeeren und benutzen Sie diesen statt des Wassers in Ihrem Rezept. Es entsteht dadurch eine rosige Farbe. Sie können auch die getrockneten Hagebutten in Pulverform, wenn sich die „Spur" bildet, hinzufügen.
Färberkrapp (Pulver): Zu Pulver zermahlt kann die Wurzel dieser Pflanze, wenn sich die „Spur" bildet oder als Aufguss einen Teil oder das ganze Wasser Ihres Rezeptes ersetzend, hinzugefügt werden. ½ Kaffeelöffel ergibt einen altrosa Farbton.
Paprika (Pulver): In 1 oder 2 Löffeln Ihres heißen Ölgemisches aufgelöst, ist es im Augenblick der „Spur" hinzuzufügen, um eine lachsfarben gesprenkelte Farbe zu erhalten. Übertreiben Sie es nicht, sonst ist der Peeling-Effekt zu stark. 1 Kaffeelöffel.

Etwas Blau und etwas Violett (das hält)

Indigo (Pulver): *Indigofera suffruticosa* ist ein anderes echtes pflanzliches Blau, das einen hellblauen oder „jeans"blauen Ton verleiht, aber wegen seiner starken Farbkraft nur sparsam eingesetzt werden soll. Beginnen Sie Ihre Experimente mit einer Prise Indigo in Pulverform, die schön in ein oder zwei Esslöffeln heißen Öls aufgelöst wird, das direkt aus dem Topf entnommen wird.

Alkanna (Pulver): Tischler benutzen die getrocknete Wurzel der *Alkanna matthioli*, um Holz einzufärben. Es erzeugt einen erstaunlichen Effekt in der Seife: Durch Beimischung von Alkanna wird das pflanzliche Öl zunächst rot gefärbt. Sobald es aber mit alkalischen Natronlaugen in Berührung kommt, schwenkt die Farbe von Lavendelblau zu einem dunklen Blau und wird so zu einer pflanzlichen Version des pH-Papiers. Um diese Pflanze Ihrer Seife beizumischen, ersetzen Sie einen Teil eines Öles Ihres Rezeptes durch die gleiche Menge an in Öl eingelegter Alkanna. Bereiten Sie Ihr Mazerat vor, indem Sie 1 Esslöffel Alkanna in 200 ml Öl einlegen. Sie brauchen es danach nicht mehr zu filtern, da das Pulver am Grund des Gefäßes kleben bleibt.

Lotwurz (Pulver): Eine noch unbekanntere und schwerer zu findende Pflanze, bei der das aus der Wurzel der *Onosma hispidum* erhaltene Violett noch viel schöner ist, wenn Sie gleich vorgehen wie bei der Alkanna.

Etwas Schwarz und Grau (das hält)

Pflanzliche Kohle (Pulver): Kohle ist ideal, um alle Grauschattierungen – bis hin zum Pechrabenschwarz – in Ihre Seife einzubringen. Schwarz lässt sich übrigens sehr gut mit marmorierten Effekten kombinieren (siehe S. 112). Benutzen Sie die Kohle nur in sehr kleiner Menge und lösen Sie sie in etwas heißen Öl auf, das Sie Ihrer Mischung entnehmen. Mischen Sie das gefärbte Öl dann in kleinsten Mengen der Emulsion (zu Beginn der „Spur) bei, bis Sie den gewünschten Farbton erhalten. Aufgepasst: Kohle in Pulverform (als Kapseln verkauft) hinterlässt hartnäckige Flecken.

In der Praxis: Pflanzliche Pigmente extrahieren.
In Öl einlegen.
Diese sehr alte Methode besteht darin, Pflanzen (Blüten, Früchte, Blätter, Wurzeln, Körner) in Öl, das die Rolle eines natürlichen Lösungsmittel einnimmt, zu legen, was es einem ermöglicht, die Farbe und die fettlösenden Wirkstoffe der Pflanze zu extrahieren.

- Füllen Sie ein steriles Glasgefäß zur Hälfte mit zuvor getrockneten Pflanzen.
- Zur Gänze mit einem Öl Ihres Rezeptes bedecken. Gefäß schließen. 3 bis 6 Wochen ruhen lassen (in der Sonne oder auch nicht) und alle 2 oder 3 Tage schütteln.
- Filtern (Kaffeefilter oder dünne Mullbinde), dann kühl und sonnengeschützt lagern. Benutzen Sie Ihr Mazerat als Ersatz oder Ergänzung eines Öles in Ihrem Rezept.
- Noch schneller: Das geschlossene Gefäß 15 Minuten lang in ein Wasserbad geben, abkühlen lassen, schütteln und am nächsten Tag die Prozedur ein oder zwei Mal wiederholen. Filtern.

Aufguss
Erhitzen Sie Wasser in einem Kochtopf. Sobald das Wasser leicht zischt, schalten Sie das Feuer aus und kippen die frischen oder getrockneten Pflanzen in das Wasser und verschließen es hermetisch. Danach 3 bis 10 Minuten ziehen lassen. Filtern. Abkühlen lassen. **Mit diesem Aufguss können Sie das Ganze oder nur einen Teil des Wassers in Ihrem Rezept ersetzen. Menge: 1 Hand voll Kräuter für 1 l Wasser.**

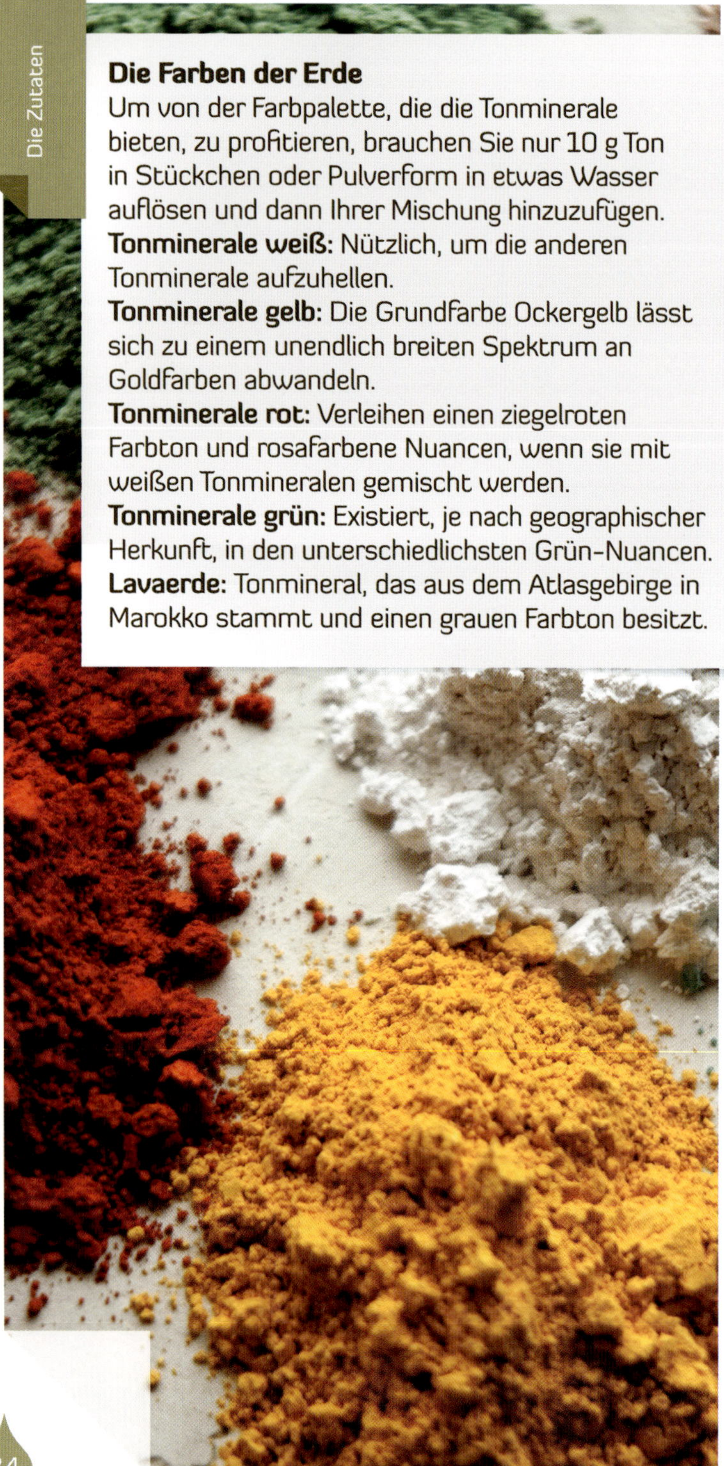

Die Farben der Erde
Um von der Farbpalette, die die Tonminerale bieten, zu profitieren, brauchen Sie nur 10 g Ton in Stückchen oder Pulverform in etwas Wasser auflösen und dann Ihrer Mischung hinzuzufügen.
Tonminerale weiß: Nützlich, um die anderen Tonminerale aufzuhellen.
Tonminerale gelb: Die Grundfarbe Ockergelb lässt sich zu einem unendlich breiten Spektrum an Goldfarben abwandeln.
Tonminerale rot: Verleihen einen ziegelroten Farbton und rosafarbene Nuancen, wenn sie mit weißen Tonmineralen gemischt werden.
Tonminerale grün: Existiert, je nach geographischer Herkunft, in den unterschiedlichsten Grün-Nuancen.
Lavaerde: Tonmineral, das aus dem Atlasgebirge in Marokko stammt und einen grauen Farbton besitzt.

Struktur

Um der Seife eine Struktur zu verleihen und Peeling-Effekte zu erreichen, ist es möglich Körner, Nüsse oder andere getrocknete Pflanzen zu verwenden. Benutzen Sie eine Kaffeemühle (elektrisch oder auch nicht) und fügen Sie die Masse, wenn sich die „Spur" bildet (siehe S. 43), hinzu. Es liegt an Ihnen zu entscheiden, ob die Masse gemahlen werden soll und, falls ja, wie fein. Alles hängt von ihrer Härte, ihrer Größe und vor allem von der Beschaffenheit ihrer Textur ab, die die Haut zerkratzen kann, wenn sie nicht fein genug gemahlen wurde.

Anregungen für Peeling

- Getreide in Kornform, Flocken oder Mehl (Hafer, Mais, Weizen, Roggen, Quinoa, Hirse, etc.)
- Getreidekleie (Weizen, Hirse etc.)
- Weizenkeime
- Fruchtkerne (Trauben, rote Früchte etc.)
- Körner (Leinsamen, Sesam, Kürbis, Mohn, Kaffee)
- Mandeln, Nüsse, Haselnüsse etc.
- Luffa
- Tee
- Weihrauch (zu Pulver zermahlenes Harz)
- Bimsstein (auch wegen seiner Farbe genutzt)

Anregungen für einen schönen optischen Effekt

- Getrocknete Algen
- Gewürze in Pulverform (Cayenne, Zimt, Nelken, Kardamom, Paprika, Sternanis etc.)
- Getrocknete Kräuter (alle aromatischen Kräuter, Brennnessel etc.)
- Blütenblätter (Ringelblume, Sonnenblume, Kamille, Färberdistel etc.)

Andere Zusätze

Andere, nicht klassifizierbare Zutaten bringen wunderbare kosmetische Eigenschaften mit sich.

Aloe *(Aloe vera)*

Das Gel, das aus den Blättern dieser Fettpflanze (die unter die Sukkulenten gerechnet wird) extrahiert wird, besitzt wirksame therapeutische Eigenschaften und mildert eine große Zahl von Leiden, wie Verbrennungen, Sonnenbrände, verschiedenste Verletzungen, Hämorrhoiden, Akne etc. Beruhigend und hydrierend regt es die Zellenregeneration an. Wenn Sie frische Blätter benutzen, stellen Sie sicher, dass Sie nur das Gel, das sich in der Mitte befindet, entnehmen. Der Teil des Gels, der sich genau unter dem Blatt befindet, kann die Haut reizen. Aloe-Saft ist auch im Bio- und Diäthandel erhältlich. Wir empfehlen: 1 bis 2 Esslöffel frischer Aloe-Saft pro Kilogramm Öl (je nach benötigter Wassermenge im Rezept anzupassen).

Milch

Die in der Milch enthaltenen Fette verseifen und ergeben eine **echte** Milchseife. Wir bevorzugen Milch mit einem hohen Fettgehalt, wie die von Schafen, Kühen, Ziegen. Je mehr Fett in der Milch enthalten ist, desto heikler wird die Seifenherstellung.
Das Einfachste ist, bis zu 40 % des Wassers durch die Milch zu ersetzen und das restliche Wasser für die Auflösung des Ätznatrons zu verwenden. Milch getrennt abmessen, in ein Wasserbad geben und auf Raumtemperatur bringen. Sobald das Natrongemisch gut mit den Ölen vermischt ist, geben Sie die Milch sehr langsam hinzu. Wenn Sie das ganze Wasser Ihres Rezeptes durch Milch ersetzen wollen, wiegen Sie die Milch ab und frieren Sie sie dann als Eiswürfel oder „Crushed-Eis" (dt. zerstoßenes/zerkleinertes Eis) ein. Fügen Sie das Ätznatron sehr langsam den Eiswürfeln hinzu (nehmen Sie sich dabei ein paar Minuten Zeit). Die Mischung wird sehr schnell zu schmelzen beginnen, aber Sie verhindern damit, dass ihre Milch „verbrennt" und verringern die verfrühte Verseifung der Fette. Die Milch-Natronlösung riecht nicht sehr gut und nimmt eine dunkle Farbe mit einer seltsamen Struktur an. Alles wird wieder normal, sobald die Lösung in die Öle gegeben und das Ganze gut gemischt wird. Esels- oder Stutenmilch ist in diesem Fall wegen ihres geringen Fettgehaltes leichter zu verwenden.
Die Veganer können hier auf pflanzliche Milch zurückgreifen.
Die Muttermilch, die für unsere Kinder bestimmt ist, kann genauso gut verwendet werden (falls Ihr Kind Ihnen etwas überlässt!). Die Milchseifen tendieren dazu, schneller eine „Spur" zu bilden und eine heißere „Gelphase" zu entwickeln (siehe S. 44).

Honig

Der Honig, der so großzügig von den Bienen erzeugt wird, zählt unumstritten zu den ältesten kosmetischen Pflegemitteln, die heute noch benutzt werden. Er strafft die Haut und man spricht ihm gerne eine Antifaltenwirkung zu. Er ist lindernd und feuchtigkeitsspendend.
Alle Varianten sind in der Kaltverfahrens-Seifenherstellung willkommen, und wenn Sie zusätzlich noch Bienenwachs Ihrer Seife hinzugeben, erhalten Sie einen angenehmen süßlichen Duft. Benutzen Sie Honig in einem Ausmaß von bis zu 5 % des Gewichtes Ihrer Öle. Lösen Sie ihn in der kleinstmöglichen Menge heißen Wassers auf und fügen sie ihn hinzu, nachdem Sie die Ätznatronlösung mit den Ölen vermischt haben. Wenn Sie ihn zu spät beimengen, kann es passieren, dass Ihre Seife Honigbläschen enthält. Die Honigseifen erzeugen normalerweise schnell eine „Spur" und ihre Gelphase ist intensiver (siehe S. 44).

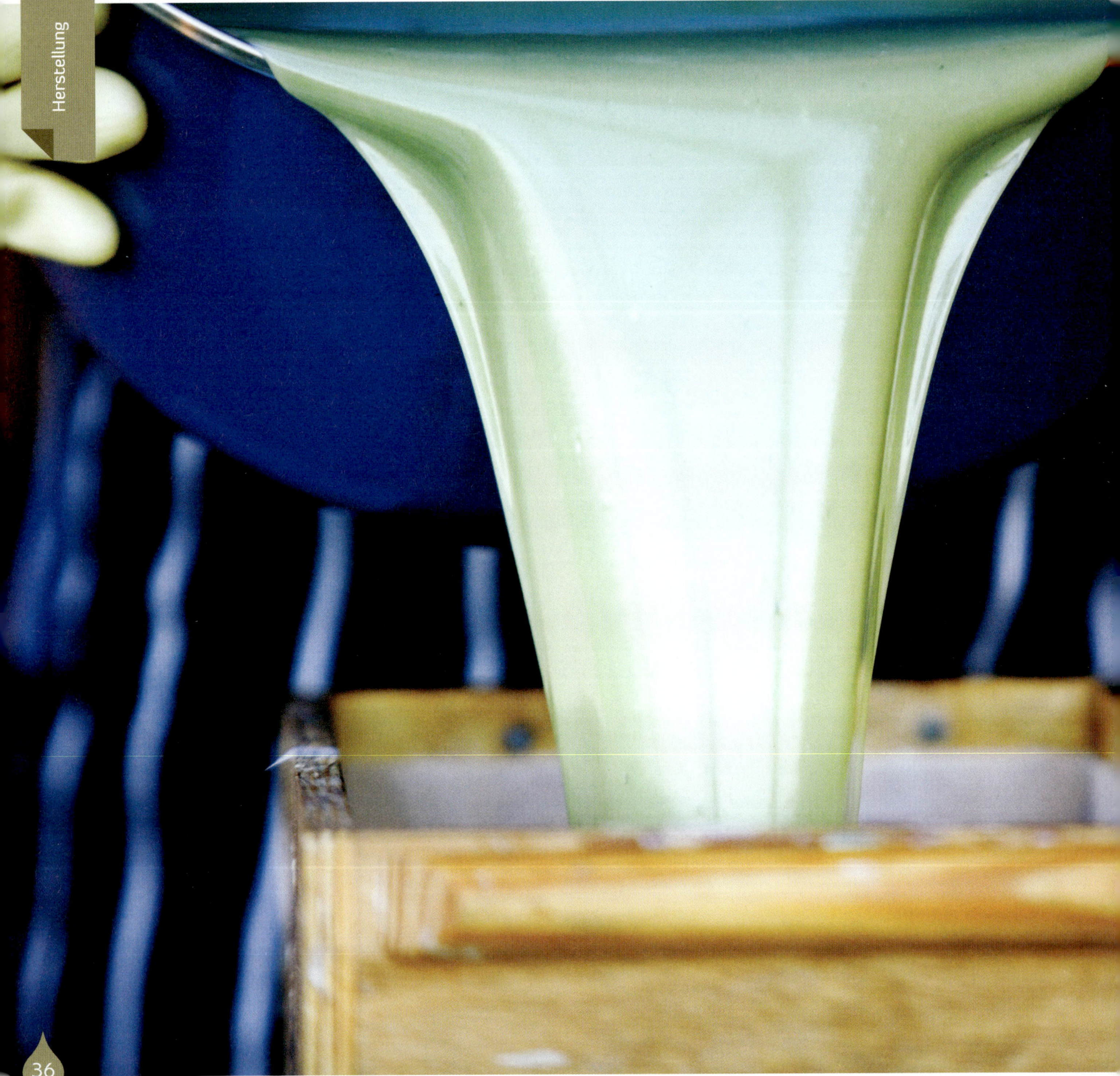

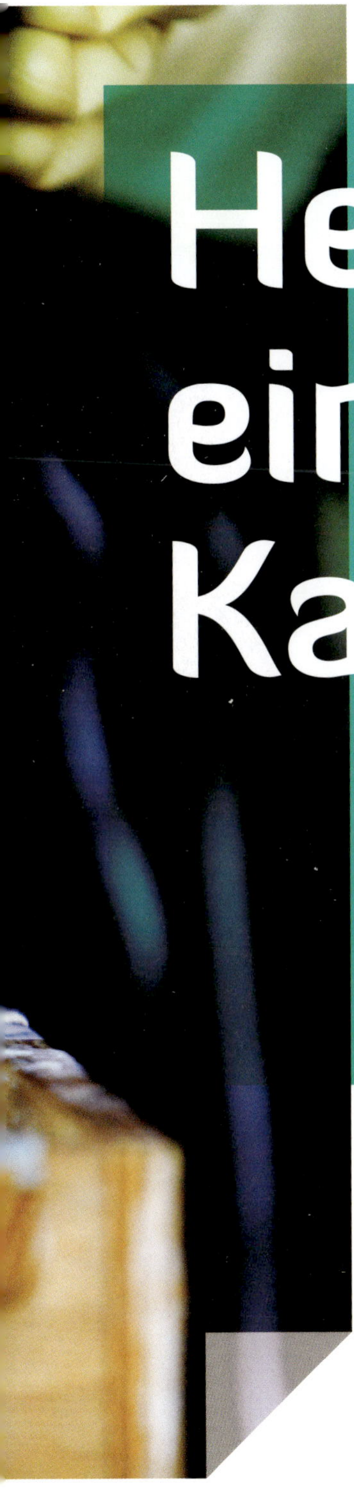

Herstellung einer Seife im Kaltverfahren

- Vorsichtsmaßnahmen bei der Herstellung
- Material
- Die Herstellung Schritt für Schritt
- Verseifungstabelle und Eigenschaften der Fette
- Erstellen Sie Ihr eigenes Rezept
- Probleme und Lösungen

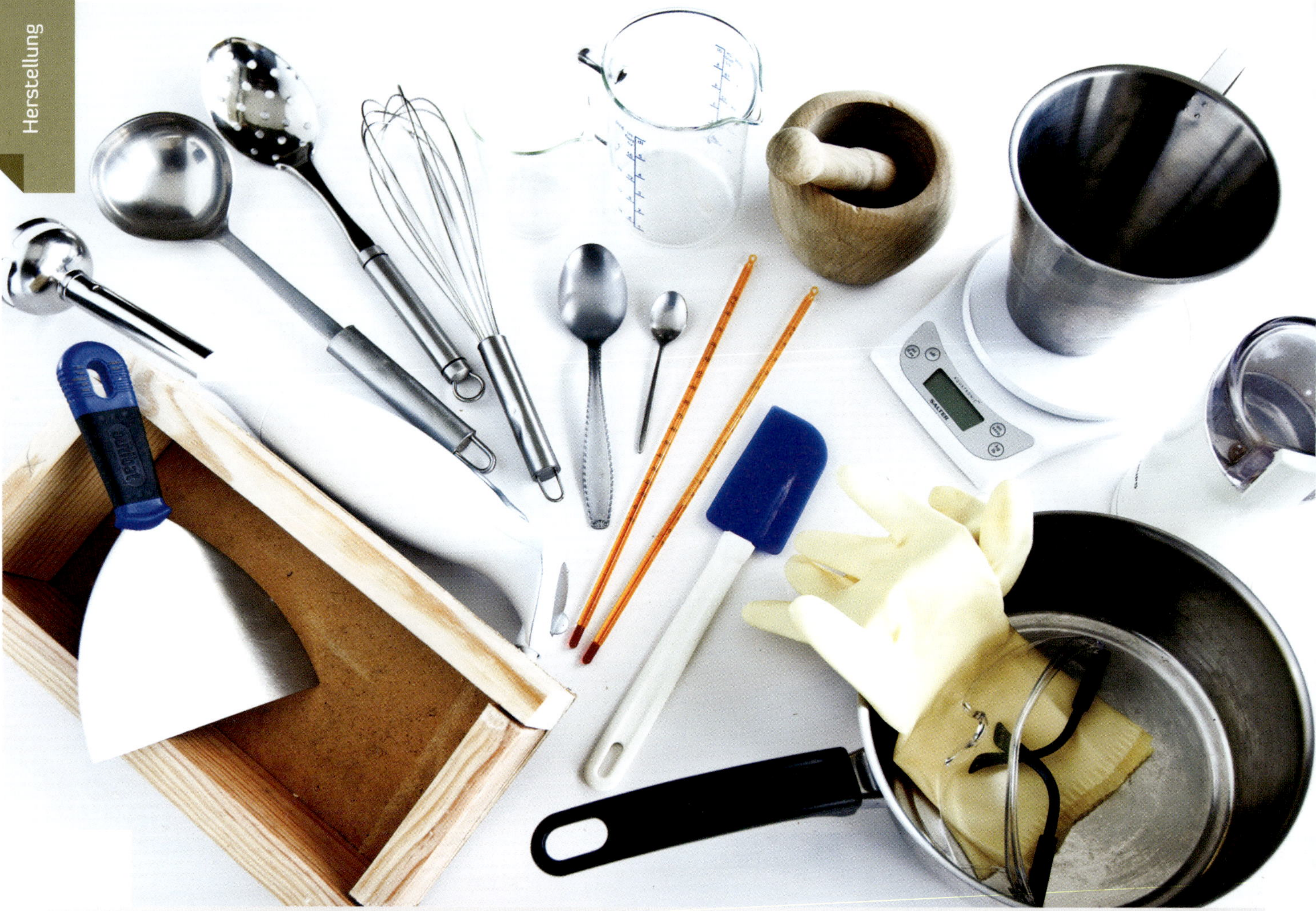

In der Praxis:
Welche Formen soll man benutzen?

Sie können eine ganze Menge an unterschiedlichsten Objekten als Gießform benutzen, wie Holzkisten, Kartons, Schuhschachteln, Tetra Pak, Joghurtbecher etc. Machen Sie sich auf die Suche nach Verpackungen. Sie sind ein begeisterter Hobbytischler? Dann schaffen Sie sich doch Ihre eigenen Formen aus Holz, die sie säuberlich mit Butterbrotpapier auskleiden, bevor Sie die Seife hineingießen. Die bequemsten unter Ihnen werden der Versuchung der Silikonformen nur schwer widerstehen.

Es stimmt schon, dass sie einige Vorteile haben: kein Auskleiden, sie sind einfach zu säubern, haltbar. Sie sind ideal, um kleine individuelle Portionen in originellen Formen zu erschaffen.

Seien Sie kreativ!

Vorsichtsmaßnahmen bei der Herstellung

Die Herstellung von Seife im Kaltverfahren benötigt den Einsatz von Ätznatron, das potentiell gefährlich sein kann, wenn Sie nicht die grundliegenden Verhaltensregeln beachten. Dieses stark ätzende Produkt kann tatsächlich schwere Verbrennungen hervorrufen. Egal ob Sie Anfänger sind oder schon ein paar Experimente gemacht haben bzw. Rezepte realisiert haben: Passen Sie immer auf und seien Sie sich der Gefahren, die mit dem Gebrauch des Ätznatrons verbunden sind, bewusst.

Halten Sie deswegen folgende Sicherheitsregeln ein:

- Sicherheitsbrille tragen, Handschuhe, lange Ärmel, lange Hosen und geschlossene Schuhe, wenn sie mit Natron und der Emulsion arbeiten.
- Nie Material aus Aluminium benutzen, denn das Ätznatron zerfrisst diese Art Metall. Wählen Sie lieber rostfreies Metall, Email, Glas oder hitzeresistenten Kunststoff.
- Verbieten Sie Kindern und Tieren den Zugang zum Arbeitsplatz, während Sie mit der Seifenherstellung beschäftigt sind.
- Bewahren Sie Ihr Natron an einem für Kinder und Haustiere unerreichbaren Ort auf. Kennzeichnen Sie deutlich die Verpackung, um jegliche Verwechslungen zu vermeiden.
- Mischen Sie Natron und das Wasser in einem gut belüfteten Zimmer oder noch besser im Freien. Wenn dies nicht möglich sein sollte, tragen Sie eine spezielle Atemschutzmaske, um das Einatmen organischer Gase, die während der Auflösung des Natrons im Wasser entstehen, zu vermeiden.
- Schütten Sie das Natron immer in das Wasser und nie umgekehrt. Denn wenn Sie Wasser auf trockenes Ätznatron kippen, entsteht eine heftige Reaktion, bei der alles durch die Gegend spritzt.
- Falls Ihre Haut in direkten Kontakt mit der Natronlaugenlösung oder der Emulsion kommt, waschen Sie sie mit reichlich Wasser ab. Das Gleiche gilt, wenn Ihre Augen betroffen sind: Waschen Sie sie so lange wie möglich mit Wasser aus; überdies sollten Sie einen Notarzt konsultieren. Im Falle einer oralen Aufnahme sollten Sie etwas Wasser trinken und fahren Sie in die Notaufnahme (und/oder kontaktieren Sie den Giftnotruf).

Material

Die Liste des benötigten Materials, um eine Seife im Kaltverfahren zu erstellen, ist nicht sehr lang und wird Sie kein Vermögen kosten. Außerdem besteht sie aus Utensilien, die schon in Ihren Küchenschränken stehen oder die Sie leicht in einem Supermarkt oder Baumarkt finden. Benutzen Sie, falls möglich, Ihre Geräte ausschließlich zur Seifenherstellung. Seifenblasen mitten in einem Teller guter hausgemachter Suppe schmecken nämlich nicht besonders gut! Sie benötigen:

- einen Topf aus rostfreiem Edelstahl oder Email (Fassungsvermögen 2 l)
- einen großen Löffel oder Schneebesen aus rostfreiem Metall
- einen elektrischen Mixer
- einen hitzeresistenten Messbecher (Fassungsvermögen 1 l)
- 2 Behälter mit Ausgießer (Glas oder Kunststoff)
- 2 Thermometer (Zucker-, Milch- oder Labor-Thermometer 30 °C–100 °C)
- eine digitale Lebensmittelwaage (auf 1 g präzise)
- eine Frischhaltefolie
- einen Gummispachtel
- Handschuhe für den Abwasch
- eine Kochschürze
- Schutzbrillen
- eine Atemschutzmaske mit Filtereinsatz (wenn Sie nicht an einem gut belüfteten Ort arbeiten)
- Geschirrtücher
- Servietten (um Ihre Seifen sobald sie in der Form ist, zu bedecken und zu isolieren)
- Kaffee- und Esslöffel
- eine Kaffeemühle
- einen Schöpflöffel
- eine Gehrungsschneidlade (optional)
- Butterbrotpapier (optional, um die Form auszukleiden)
- eine Seifenform oder individuelle Formen (siehe S. 38)
- Messer, Spachtel oder Angelschnur, um die Seife zu zerschneiden.

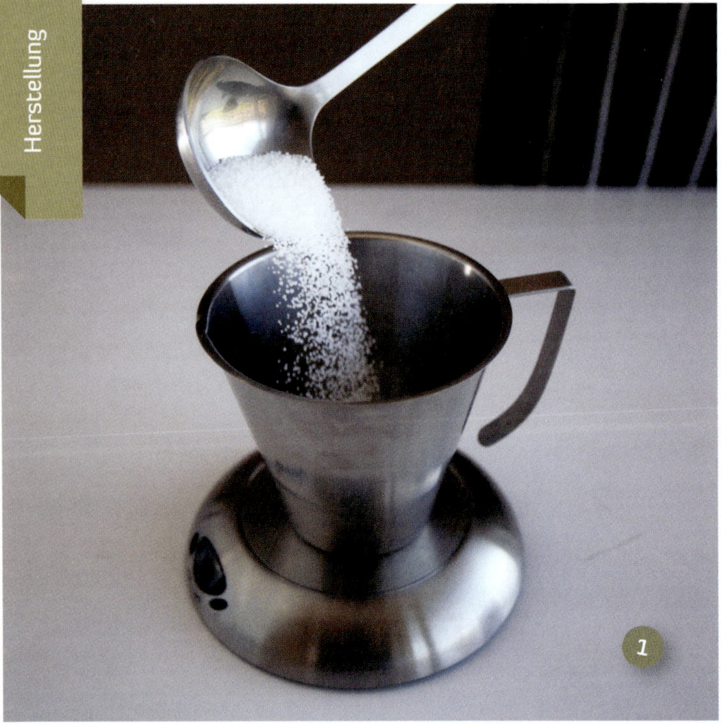
1

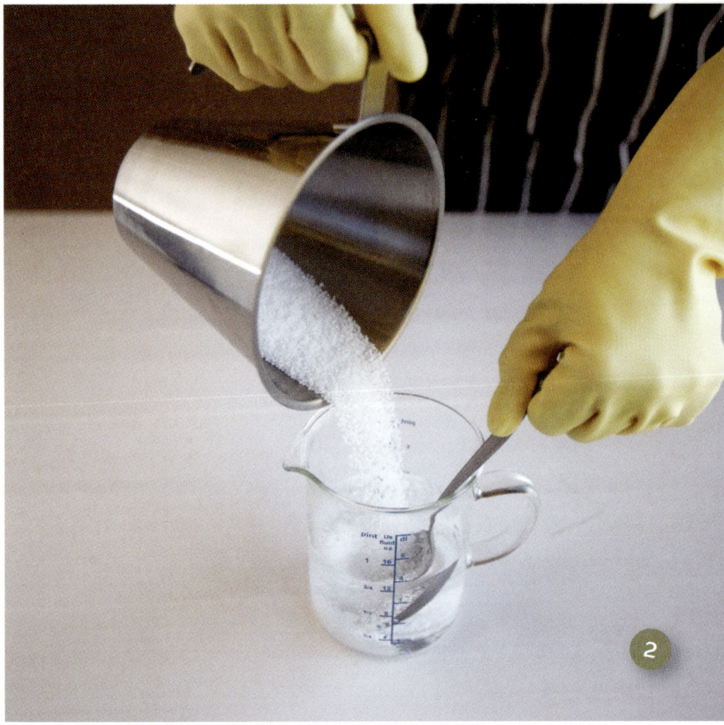
2

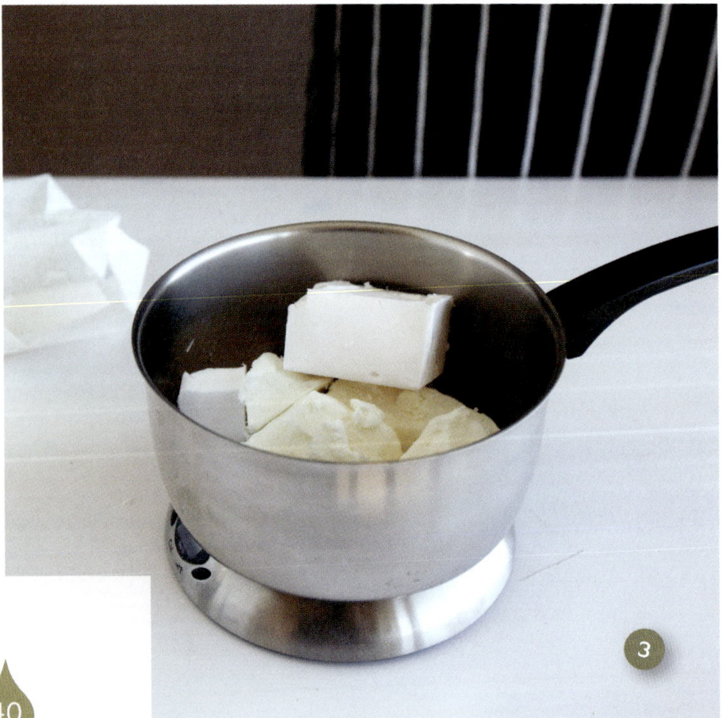
3

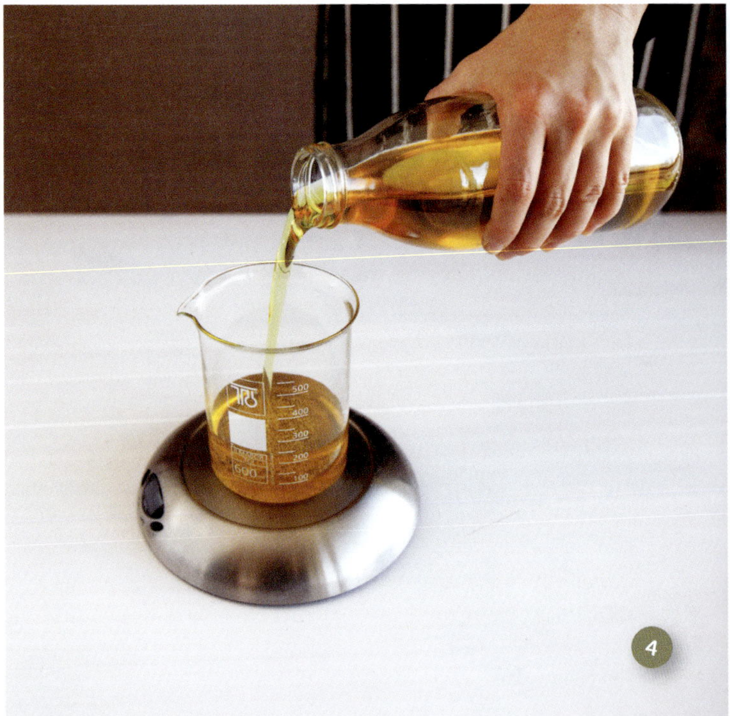
4

Die Herstellung Schritt für Schritt

Die unten angeführten Anleitungen beschreiben alle benötigten Etappen, um die im Buch vorgestellten Rezepte verwirklichen zu können. Befolgen Sie sie ganz genau und üben Sie, indem Sie mit dem Rezept für die Basisseife beginnen (siehe S. 55).

Vorbereitung Ihres Arbeitsplatzes

- Reinigen Sie Ihren Arbeitsplatz, vor allem wenn Sie in der Küche arbeiten, und holen Sie Ihr Material heraus.
- Bereiten Sie Ihre Seifenform vor und kleiden Sie sie bei Bedarf mit Backpapier aus.

Vorbereitung der Ätznatronlösung

Wiegen Sie das Wasser in Ihrer Messkanne ab und stellen Sie einen Esslöffel aus rostfreiem Metall hinein.

1. Ziehen Sie Ihre Schürze und Gummihandschuhe an (und, wenn möglich, Ihre Atemschutzmaske mit Filtereinsatz), setzen Sie Ihre Sicherheitsbrille auf und wiegen Sie dann das Natron in einem Glas oder Plastikgefäß mit Ausgießer.
2. Beginnen Sie vorsichtig an einem gut gelüfteten Ort das Natron in das Wasser zu gießen; dabei gleichzeitig vorsichtig und regelmäßig umrühren, bis das Natron komplett aufgelöst ist. Die Mischung erzeugt 2 bis 3 Minuten lang Dämpfe und beginnt sich bis zu Temperaturen von 70 °C bis 90 °C aufzuheizen. Geben Sie ein Thermometer in das Gefäß, um die Temperatur zu kontrollieren.

Vorbereitung der Fette und Öle

- Stellen Sie, während die Natronlösung abkühlt, alle Fette und Öle bereit.

3. Beginnen Sie mit dem Abwiegen der festen oder halbfesten Fette Ihres Rezeptes.

- Erhitzen Sie sie vorsichtig, bis sie fast geschmolzen sind. Nehmen Sie den Kochtopf vom Feuer. Da dieser immer noch heiß ist, lösen sich auch die letzten Fettstücke schnell auf. **Beachten Sie bitte Folgendes:** *Vergessen Sie nicht Ihre Öle auf dem Herd, sonst verlieren sie einen Teil ihrer Eigenschaften ... oder können ein Feuer auslösen! Dies kann viel schneller passieren, als Sie denken, zum Beispiel dann, wenn Sie ans Telefon gehen.*

4. Wiegen Sie jetzt die flüssigen Öle ab und schütten Sie sie in den gleichen Kochtopf, vermischen Sie alle Zutaten gut mit dem Schneebesen. Geben Sie ein Thermometer hinein und lassen Sie ihre Ölmischung bis zur gewünschten Temperatur abkühlen.

- Während beide Mischungen (einerseits das Natron, andererseits die Öle) abkühlen, wiegen Sie die ätherischen Öle in einem Glasgefäß. Decken Sie es mit Frischhaltefolie ab, damit die – sehr flüchtigen – ätherischen Öle nicht verdampfen. Bereiten Sie auch die anderen Zusätze vor und stellen Sie sie beiseite.

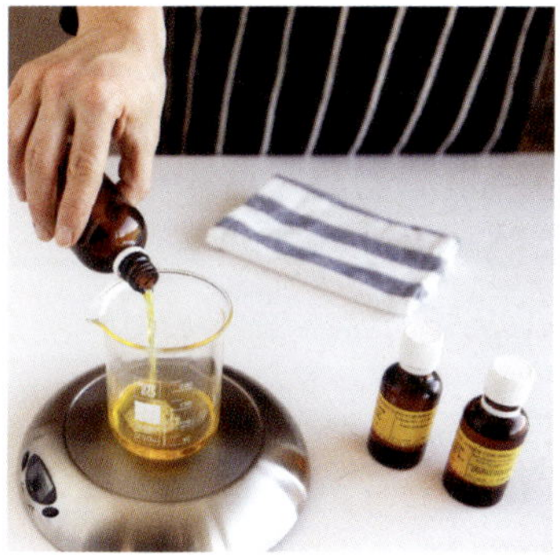

Das sollten Sie beachten!
Vergessen Sie nicht, um jegliche Fehler auszuschließen, Ihre Waage nach jedem Wiegen wieder auf Null zurückzusetzen. Vergewissern Sie sich weiter, dass die Batterien der Waage in Ordnung sind.

Hätten Sie das gewusst?
1 l Wasser = 1 kg Wasser / 1 l Olivenöl = 920 g

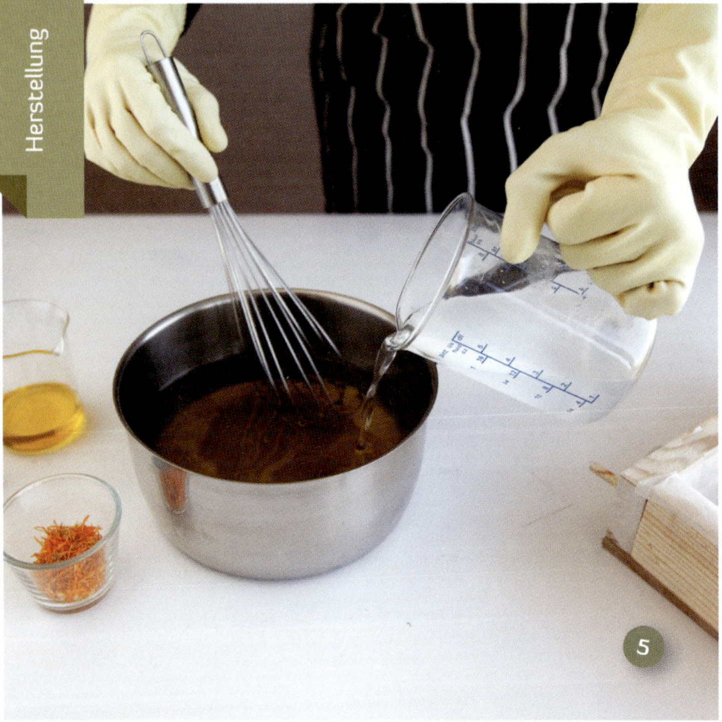

5

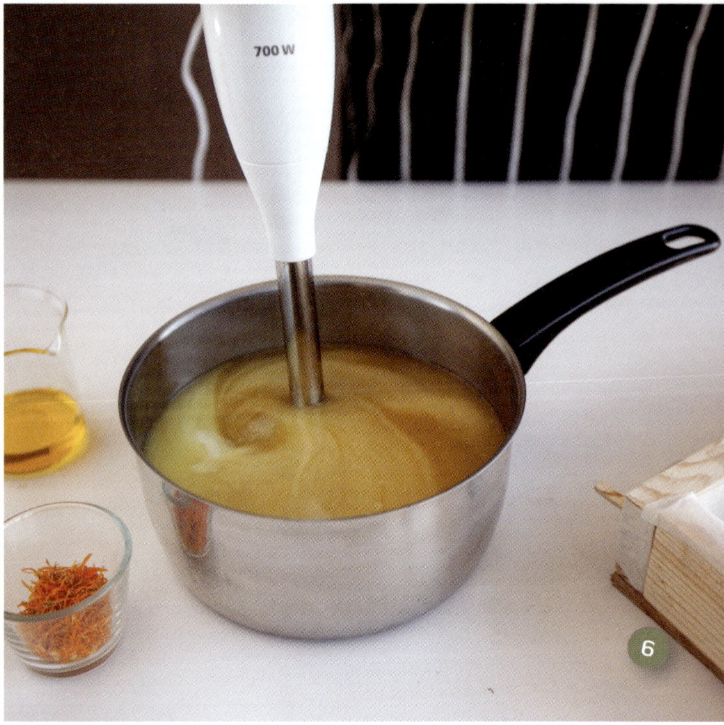

6

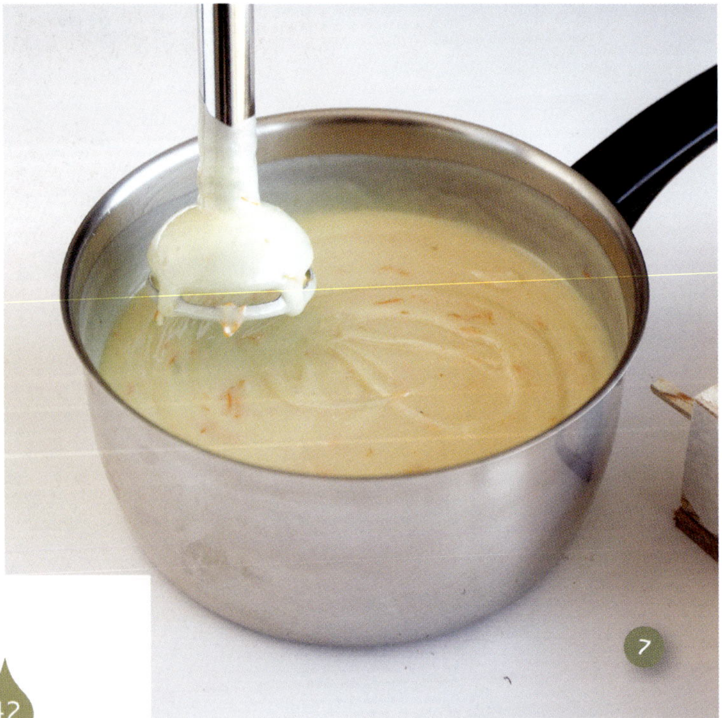

7

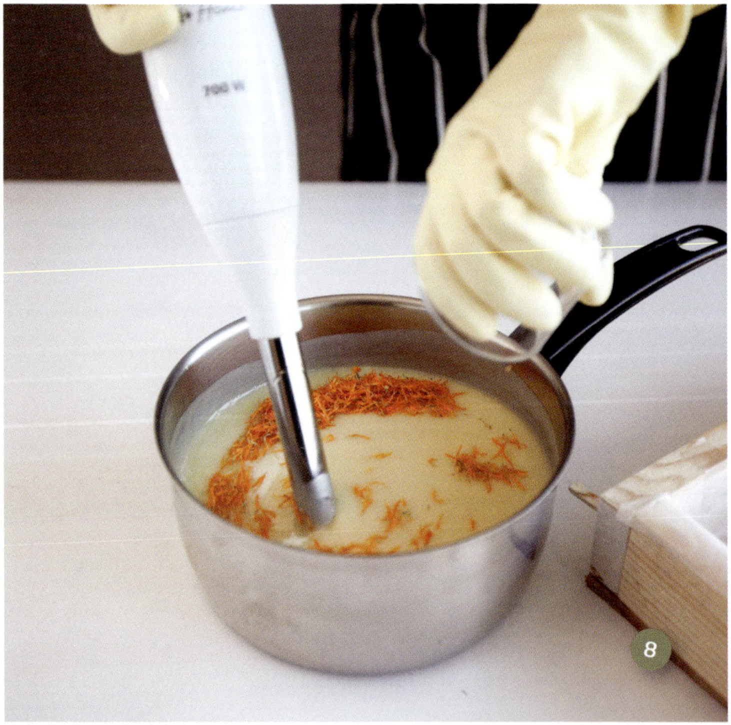

8

Herstellung der Seife

▶ Für alle Rezepte gilt, dass Sie mit der Seifenherstellung erst dann beginnen sollten, wenn **beide Mischungen die gleiche Temperatur erreicht haben** (je nach Rezept zwischen 38 °C bis 48 °C variierend).

5 Ziehen Sie wieder Ihre Schutzbrille auf und ihre Gummihandschuhe an. Gießen Sie vorsichtig die Natronlösung in den Kochtopf mit den Ölen und rühren Sie dabei mit einem Schneebesen oder Löffel um.

6 Rühren Sie in einer Achterform um, um die Mischung in Bewegung zu halten und um alle Bereiche des Topfes zu erreichen. Wenn Sie einen Mixer benutzen, rühren Sie zuerst händisch für mindestens 5 Minuten (oder bis Sie eine homogene Emulsion erhalten). Mixen Sie dann 5 Minuten lang in 30-Sekunden-Intervallen, um den Motor des Mixers nicht zu stark zu beanspruchen. Verwenden Sie ihn während der Intervalle, um wie mit einem Löffel weiter umzurühren. Achten Sie darauf, dass, falls Sie mixen, der Mixer weit genug in die Mischung eingetaucht ist, um das Risiko von unnötigen Spritzern zu vermeiden.

7 Sie werden jetzt nach der so genannten „Spur" suchen: Schalten Sie Ihren Mixer aus, heben Sie ihn hoch und bewegen Sie ihn auf der Oberfläche der Emulsion. Vom Rührwerkzeug rinnt ein feiner Faden auf die Oberfläche der Mischung. Wenn sich eine Art Schnur abzeichnet und eine Zeitlang auf der Oberfläche der Mischung zu beobachten ist, handelt es sich um die „Spur".

Hinzufügen der ätherischen Öle und anderer Zusätze

8 Normalerweise fügt man die ätherischen Öle und die anderen Zusätze erst dann hinzu, wenn man die „Spur" sieht. Jedes Rezept ist aber anders, und bei manchen werden die spezifischen Zutaten früher beigemengt als bei anderen. Lassen Sie sich nicht zu viel Zeit, denn sobald sich die „Spur" gebildet hat, verdickt die Seife schneller im Topf.

Aus der Praxis: Warum einen Mixer benutzen?
Auch wenn Sie auf darauf verzichten könnten, beschleunigt ein Mixer die Emulsionsphase erheblich. Probieren Sie zumindest ein Mal, eine Seife ohne Mixer herzustellen, um sich des Unterschiedes bewusst zu werden. Die rein händische Vermischung kann, je nach Rezept, von 15 Minuten ... bis zu mehr als 2 Stunden dauern! Die Nutzung eines elektrischen Mixers kann die „Spur" innerhalb von ein paar Minuten sichtbar machen. Wenn Sie also mit einem elektrischen Gerät arbeiten, können Sie Ihren Eifer ein wenig zügeln!

9 Sobald alle Zutaten beigemengt sind, schütten Sie die Seife in die Form.

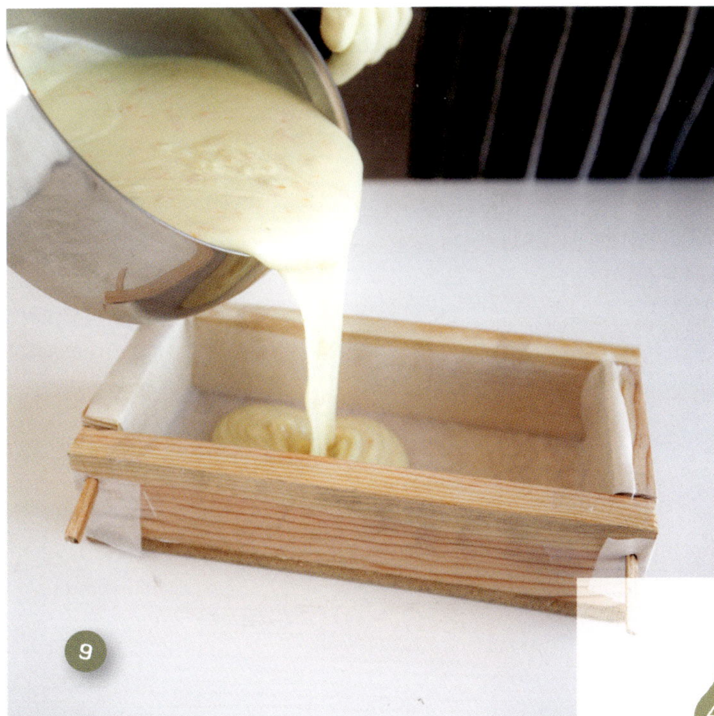

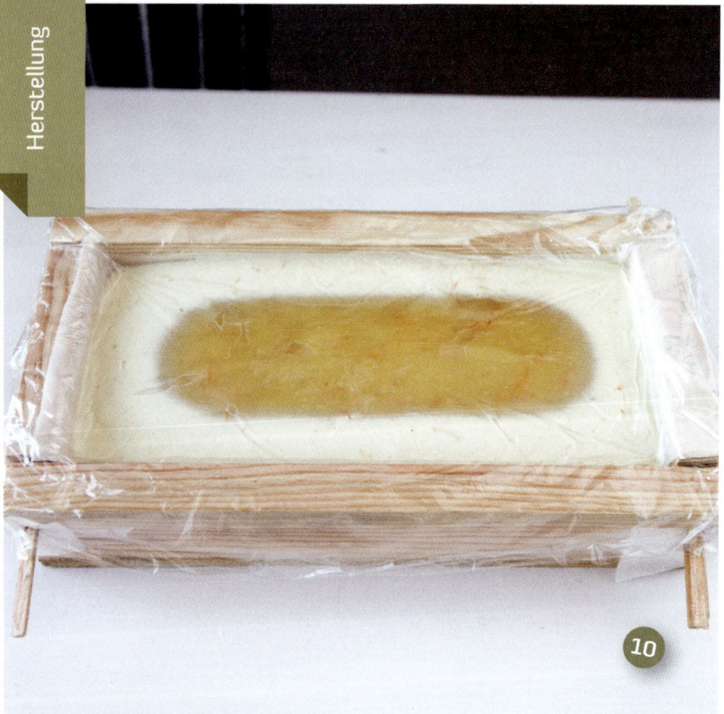

Benutzen Sie einen Gummispachtel, um den Grund des Kochtopfes auszukratzen. Es wird empfohlen, die Seife, die an den Topfwänden klebt, in ein anderes Gefäß zu geben, so zum Beispiel in einzelne Formen aus Silikon, die am Ende schöne kleine Seifenstückchen ergeben.

◗ Bedecken Sie vorsichtig die Oberfläche Ihrer Seife mit Frischhaltefolie. Sie muss in direkten Kontakt mit der Emulsion kommen. (Diese verhindert die Entstehung eines weißen Pulvers auf der Oberfläche, der so genannten „Sodaasche"). Decken Sie dann Ihre Form mit einem Handtuch ab, um sie gut zu isolieren. 18 bis 24 Stunden später können Sie die Seife dann herausnehmen.

10 Von diesem Zeitpunkt an ist die chemische Reaktion, die so genannte „Verseifung", in vollem Gange. In der Form gut isoliert. durchlebt Ihre Seife die „Gelphase".

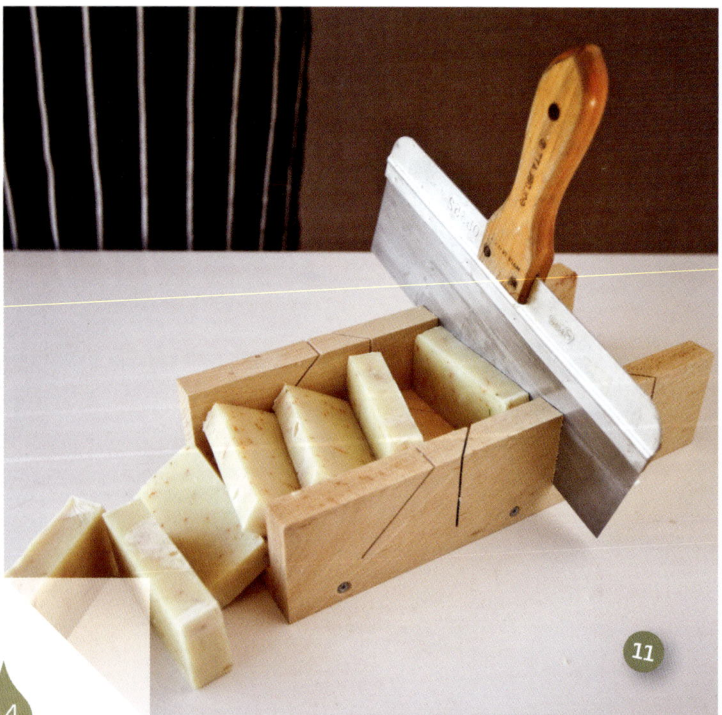

Aus der Praxis: Was ist die Gelphase?

Dies bedeutet, dass die Seife, die zuerst eine feste Phase durchgemacht hat, jetzt Eigenwärme erzeugt und – ausgehend vom Zentrum zu den Rändern der Form hin – weich und durchsichtig wie Gel wird. Sie werden mit Verwunderung beobachten, dass Ihr erstes Gel erstaunlicherweise in dieser letzten Phase der Kaltseifenherstellung entsteht.

Zögern Sie also nicht, von Zeit zu Zeit einen kurzen Blick unter das Handtuch zu wagen, um diesen einzigartigen Augenblick in der Seifenherstellung mitzuerleben.

Die Gelphase ist keine Voraussetzung für eine gelungene Verseifung, aber die beschleunigt sie erheblich. Wenn sich bei Ihrer Seife kein Gel bildet, kann es sein, dass die Verseifung nach 24 Stunden noch nicht abgeschlossen ist. Sie wird erst in den ersten Tagen der Trocknungsphase richtig ausreifen (wenn Sie dem Rezept korrekt gefolgt sind).

Schneiden, Trocknen und Aufbewahrung der fertigen Seifen

Wenn Sie etwas Ungewöhnliches im Verseifungsprozess oder beim Zerschneiden hinsichtlich der Beschaffenheit Ihrer Seife bemerken, schauen Sie umgehend in die Rubrik „Probleme und Lösungen" (siehe S. 49).

- Sobald die Seife komplett erkaltet und fest geworden ist, nehmen Sie sie auf einer sauberen Oberfläche aus der Form.

11 Je nach Größe Ihrer Form kann es sein, dass Sie Ihre Seife in Stücke schneiden müssen. Sie können wahlweise einen großen Metallspachtel (wie die, die man zum Verputzen benutzt), einen Butterschneidedraht, eine Käseharfe, einen Foie-Gras-Schneider oder aber ein großes Küchenmesser verwenden. Eine Gehrungsschneidlade kann Ihnen dabei helfen, gleich große Stücke zuzuschneiden.

- Nachdem sie zugeschnitten wurden, müssen Ihre Seifen mindestens 4 Wochen an einem gut belüfteten Ort bei Raumtemperatur trocknen. Dies gibt dem in den Seifen zurückgebliebenem Wasser die Zeit, sich zu verflüchtigen. Sie werden spürbar härter.
- Zum Trocknen eignet sich jede Oberfläche, außer Aluminium. Das Benutzen eines Gitters ermöglicht, dass alle Seifenseiten mit Luft in Berührung kommen. Falls es sich um eine vollflächige Oberfläche handelt, müssen Sie die Seifen mindestens ein Mal während der Trocknungsphase umdrehen.
- Wenn Sie Ihre Seifen verpacken wollen, dann nach der Trocknungsphase. Vermeiden Sie es, sie in Plastik oder Zellophan einzuschlagen, da sie dann nicht mehr „atmen" und zu „schwitzen" anfangen könnten (dies könnte bewirken, dass die Haltbarkeitsdauer der Seife deutlich herabgesetzt wird).
- Lagern Sie Ihre Seifen, sobald sie getrocknet sind, bei Raumtemperatur lichtgeschützt (um die Farben und Parfüms länger zu erhalten) in geschlossenen Holz- oder Kartonschachteln (aber nicht luftdicht, damit ihre Stücke noch weiter „atmen" können).

Der Praxistipp
Im Laufe des Zerschneidens wird sich vermutlich eine gewisse Menge an Seifenresten ansammeln. Verschwenden Sie keinen Brocken: Raspeln Sie sie grob und formen Sie dann mit der Hand mehr oder weniger große Kugeln. Dieser Vorgang ist einfacher, wenn die Seife noch frisch ist. Trauen Sie sich auch, Farben zu mischen!

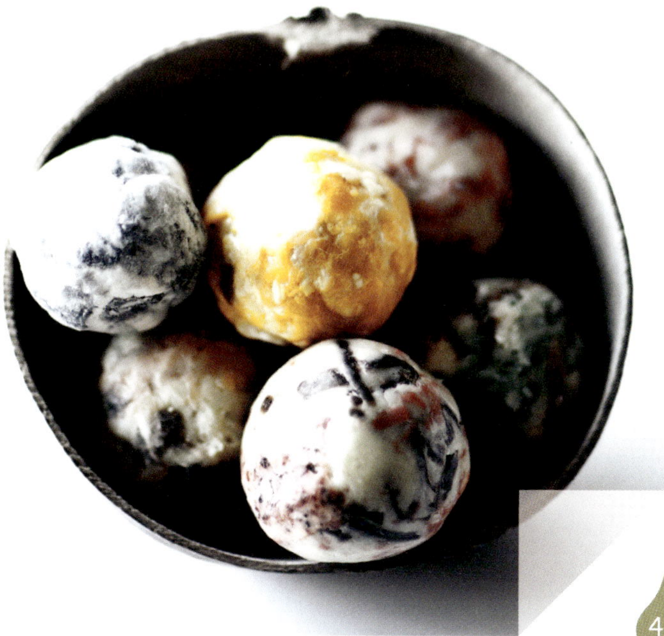

Verseifungstabelle und Eigenschaften der Fette

Das Grundwerkzeug der Seifenherstellung ist eine Verseifungstabelle. Sie greift die Verseifungszahlen (VZ) der gängigsten Fette auf. Um es einfach auszudrücken: Die Verseifungszahl eines Fettes entspricht der zur Verseifung benötigten Natronmenge für 1 g dieses Fettes. Demzufolge braucht man, gemäß der folgenden Tabelle, 0,136 g Natriumhydroxyd (NaOH), um 1 g Süßmandelöl in Seife zu verwandeln.

Im Internet findet man Rechenprogramme, manche können Sie direkt online benutzen. Eine Empfehlung: Studieren Sie zuerst genau diese Tabelle, um ein Gefühl dafür zu entwickeln und zu verstehen, wie alles funktioniert.

Verseifungstabelle und Eigenschaften der verseiften Öle

Öle und Fette	Verseifungs-zahl NaOH	Seifen Eigenschaften			Schnelle „Spur“
		Dauer	Schaum	mild und weich	
Mandel	**0,136**	/	Leicht	Ja	/
Erdnuss	**0,136**	/	Leicht	Ja	/
Avocado	**0,133**	/	Leicht	Ja	/
Strauß	**0,135**	**Ja**	Leicht	Ja	**Ja**
Kakaobutter	**0,137**	**Ja**	Leicht	Ja	**Ja**
Sheabutter	**0,128**	**Ja**	Leicht	Ja	**Ja**
Rind *(Talg)*	**0,140**	**Ja**	Leicht	Ja	**Ja**
Borretsch	**0,136**	/	Leicht	Ja	/
Leindotter	**0,132**	/	Leicht	Ja	/
Ente *(Fett)*	**0,138**	**Ja**	Leicht	Ja	**Ja**
Färberdistel	**0,136**	/	Leicht	Ja	/
Hanf	**0,135**	/	Leicht	Ja	/
Bienenwachs	**0,069**	**Ja**	Leicht	Ja	**Ja**
Kokos *(Kopra)*	**0,190**	**Ja**	Ergiebig	/	**Ja**
Raps	**0,124**	/	Leicht	Ja	/
Emu	**0,135**	**Ja**	Leicht	Ja	/

Öle und Fette	Verseifungs-zahl NaOH	Seifen Eigenschaften			Schnelle „Spur“
		Dauer	Schaum	mild und weich	
Weizenkeim	0,131	/	Leicht	Ja	/
Jojoba	0,069	/	/	Ja	Ja
Macadamia	0,139	/	Leicht	Ja	/
Niem	0,139	Ja	Leicht	Ja	/
Schwarzkümmel	0,139	/	Leicht	Ja	/
Marillen-Kern	0,135	/	Leicht	Ja	/
Haselnuss	0,136	/	Leicht	Ja	/
Nuss	0,135	/	Leicht	Ja	/
Gans *(Fett)*	0,136	Ja	Leicht	Ja	Ja
Olive	0,134	/	Leicht	Ja	/
Nachtkerze	0,136	/	Leicht	Ja	/
Ölpalme	0,141	Ja	Leicht	/	Ja
Palmkern	0,156	Ja	Ergiebig	/	Ja
Traubenkern	0,127	/	Leicht	Ja	/
Schwein *(Schmalz)*	0,138	Ja	Leicht	Ja	Ja
Pflaume	0,133	/	Leicht	Ja	/
Rizinus	0,129	/	Ergiebig	Ja	/
Wein-Rose	0,138	/	Leicht	Ja	/
Sesam	0,133	/	Leicht	Ja	/
Soja	0,135	/	Leicht	Ja	/
Reiskleie	0,131	/	Leicht	Ja	/
Sonnenblume	0,134	/	Leicht	Ja	/

Erstellen Sie Ihr eigenes Rezept

Beim Experimentieren werden Sie möglicherweise Lust verspüren, schon bestehende Rezepte individueller zu gestalten oder sogar neue zu kreieren. Suchen Sie die pflanzlichen Öle, aus denen Ihre Seife zusammengestellt wird, anhand ihrer gewünschten kosmetischen Eigenschaften aus (siehe S. 18). Nachdem Sie den Prozentsatz oder die Menge der gewünschten Öle festgelegt haben, müssen Sie die benötigte Menge an Natron und Wasser, die für die Verseifung dieser Öle notwendig ist, berechnen. Sehen Sie in der Verseifungstabelle nach und folgen Sie diesem Beispiel: Ich will eine ungefähr 1 kg schwere Seife mit 500 g Olivenöl, 150 g Hanföl, 200 g Sheabutter und 150 g Kokosöl erzeugen. Gemäß der Verseifungstabelle beträgt die Menge an hinzuzufügendem Natron für jedes Öl jeweils:

Olivenöl	500 x 0,134 = 67,0 g
Hanföl	150 x 0,135 = 20,3 g
Sheabutter	200 x 0,128 = 25,6 g
Kokosöl	50 x 0,190 = 28,5 g
Gesamte Sodamenge	141,4 g

Wir empfehlen, die Natronmenge grundsätzlich um 5 bis 9 % zu reduzieren, einerseits aus Sicherheitsgründen, andererseits, um eine rückfettende Seife zu erzeugen. Dadurch, dass die Sodamenge nicht ausreicht, um die Gesamtheit der Öle zu verseifen, bleiben in Ihrer Seife ein paar Prozente an unverseiftem Öl - sehr zum Wohle Ihrer Epidermis! Wenn wir wieder unser Beispiel hernehmen, müssen wir, um eine 5 % rückfettende Seife zu erhalten, 5 % von der Gesamtmenge des zuvor ausgerechneten Natrons abziehen. Für das endgültige Rezept verwendet man also:

141,4 g x 0,95 = **134,3 g Natron**

(5 % rückfettend) abgerundet: 134 g

Das sollten Sie beachten!

Gewöhnen Sie es sich beim Wiegen an, die errechnete Natronmenge auf die untere Grammeinheit abzurunden und bei den Ölmengen entsprechend aufzurunden.

Um die Wassermenge zu berechnen, empfehlen wir Ihnen, zwischen 30 und 35 % des Gesamtgewichts der Öle zu nehmen.

So berechnet man das Gewicht von 32 % Wasser für ein Rezept mit 1 kg Öl:

1 000 g x 0,32 = **320 g Wasser**

Die Basisformeln lauten wie folgt:

Ölmenge x Verseifungszahl = Menge an NaOH
(ohne Rückfettung)
(Ölmenge x Verseifungszahl) x 0,95 = Menge an NaOH
(mit 5 % rückfettend)
Gesamtmenge an Ölen x 0,32 = Wassermenge
(mit 32 % Wasser)

Der Praxistipp

Manche Zutaten fördern den Prozess und sind wahre „Spur"-Beschleuniger (insbesondere ein paar ätherische Öle — unter denen die Gewürznelke —, der Honig, die Milch etc.) Um den Prozess zu verlangsamen, können Sie einen höheren Wassergehalt wählen (35 %) oder ihre Natronlaugen-Öl-Mischung bei einer niedrigeren Temperatur starten (38—40 °C).

Probleme und Lösungen

Bereiten Sie sich gut vor, nehmen Sie sich Zeit und Sie werden nicht oft in diesem Kapitel nachschauen müssen. Aber wir sind alle menschlich und begehen alle Fehler. Fangen Sie damit an, die Herstellungsanleitung Schritt für Schritt genau zu befolgen. Überprüfen Sie anschließend ein paar wichtige Punkte:

- ✓ Meine Waage funktioniert gut.
- ✓ Ich lege alle Zutaten meines Rezeptes schön sichtbar auf meinen Arbeitsplatz, um jegliches Vergessen zu vermeiden (pflanzliche und ätherische Öle, Farbstoffe, strukturgebende Zutaten, Formen).
- ✓ Ich benutze ein flaches Lineal oder einen Textmarker, um Zeile für Zeile die Zutaten, die ich meinem Rezept beimische, abzuhaken.
- ✓ Ich lese die Liste aller Zutaten am Ende nach dem Wiegen noch einmal durch.
- ✓ Auch wenn der elektrische Mixer nicht notwendig ist, benutze ich ihn trotzdem 1 Minute, um sicherzugehen, dass meine Emulsion homogen ist.
- ✓ Ich lasse mich während der Herstellung nicht durch Telefonanrufe oder Überraschungsbesuche ablenken.

Falls Ihr Seifenstück, trotz all dieser Vorsichtsmaßnahmen, nicht besonders gut gelungen ist, können folgende Hinweise Ihnen dabei helfen herauszufinden, was evtl. falsch gelaufen ist.

Seife hart, bricht, löst sich in Brösel auf: Nicht genug Wasser; wenn sie ätzend ist (siehe S. 50): zu viel Natron. Nicht benutzen.

Bläschen mit Natronflüssigkeit oder Natronpulver: Zu viel Natron oder nicht gut genug aufgelöst. Nicht benutzen.

Keine „Spur“: Das hängt mit den von Ihnen benutzten Ölen zusammen. Manche unter ihnen können 90 Minuten brauchen, um eine „Spur“ zu bilden, wenn sie alleine in einem Rezept benutzt werden. Wenn Sie sich nicht beim Wiegen geirrt haben, sollten Sie weitermixen.

Die Mischung wird im Topf sofort hart: Zu hohe oder zu geringe Temperatur. Das ist auch eine sehr häufige Reaktion auf ein ätherisches Öl oder ein synthetisches Parfüm. Geben Sie die Seife in die Form (so gut es geht!). Trotz ihrer verbeulten Oberfläche kann die Seife benutzt werden.

Trennung: Wenn Sie eine flüssige und fette Schicht auf der Oberseite der Seife in ihrer Form sehen oder sogar beim Zerschneiden ölige Hohlräume entdecken, handelt es sich häufig um ein mit der Temperatur verbundenes Problem, oder es hat mit der Anwendung von Milch oder Honig im Rezept zu tun. Achten Sie darauf, dass die Milch nicht zu heiß ist, wenn Sie sie der Emulsion beimengen und isolieren Sie Ihre Form nicht zu sehr.

Weiße Stücke in der Seife: Zu viel Natron oder nicht lange genug vermischt. Wenn die weißen Teile ätzend sind, Seife nicht benutzen.

Rand der Seife ist ätzend: Es kann sein, dass das Gel noch nicht die Ränder des Seifenstücks erreicht hat, aber dieses Problem wird im Laufe der Trocknungsphase gelöst (und die Flüssigkeit wird resorbiert). Überprüfen Sie das am Ende dieser Etappe.

Weiche Seife: Zu viel Wasser oder zu viel Öl. Wenn Sie sich sicher sind, dass Sie keine Fehler bei der Ausrechnung oder beim Wiegen der Zutaten gemacht haben und wenn die Seife nach 5 oder 6 Wochen hart wird, ist alles in Ordnung.

Orange Punkte auf dem Seifenstück: Das ist wahrscheinlich ein Zeichen dafür, dass die Seife ranzig wird. Die Punkte erscheinen oft, wenn die Seife zu rückfettend ist oder an einem zu heißen, zu feuchten oder luftdichten Ort aufbewahrt wurde.

Durch das glückliche Zusammentreffen mehrerer Zufälle ist unsere Zunge ein sehr zuverlässiges Instrument, das es ermöglicht festzustellen, ob eine Seife zur Nutzung geeignet ist. Seit jeher haben die Seifenhersteller die Seifenmasse gekostet: Jetzt liegt es an Ihnen, diese Tradition weiterzuführen! Berühren Sie die Oberfläche der Seife (oder eines Teiles, der Ihnen verdächtig vorkommt) mit der Zungenspitze. Wenn Sie nichts spüren, ist die ätzende Schärfe Ihrer Seife zumutbar. Wenn Sie hingegen ein Kribbeln spüren, so als ob Sie mit Ihrer Zunge die zwei Plättchen einer Flachbatterie berühren würden, dann ist der Säuregehalt Ihrer Seife höher als der Normalwert. Je stärker (und unangenehmer) das Gefühl ist, desto ätzender ist die Seife.

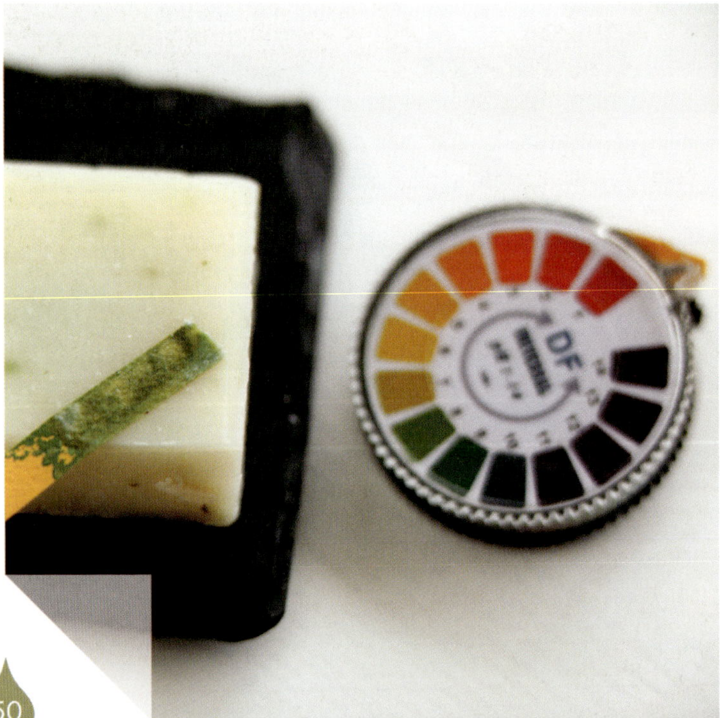

Wenn der als positiv erwiesene Test während des Zerschneidens der Seife durchgeführt wurde, warten Sie bis zum Ende des Trocknens ab, um den Versuch zu wiederholen und um definitiv herauszufinden, ob Sie die Seife lieber entsorgen sollten.
Die, die kein Risiko eingehen wollen, können auch pH-Papier benutzen. Legen Sie es auf die befeuchtete Oberfläche der Seife und vergleichen Sie das Ergebnis mit der Farbtabelle, die mit dem pH-Papier mitgeliefert ist.

Eine chemische Messung: der pH-Wert
Der pH-Wert ist der vor allem im wasserlöslichen Bereich gebräuchliche Maßstab.
Er bestimmt den Säuregehalt eines Bereiches anhand einer Skala von 1 bis 14. Der Wert 7 entspricht dem Punkt des Gleichgewichtes (die bekannte pH-Neutralität unserer Haut oder des destillierten Wassers); Die sauren Umgebungen befinden sich unterhalb dieses Wertes und die basischen oberhalb. pH-Wert der Seife: 9 bis 10.

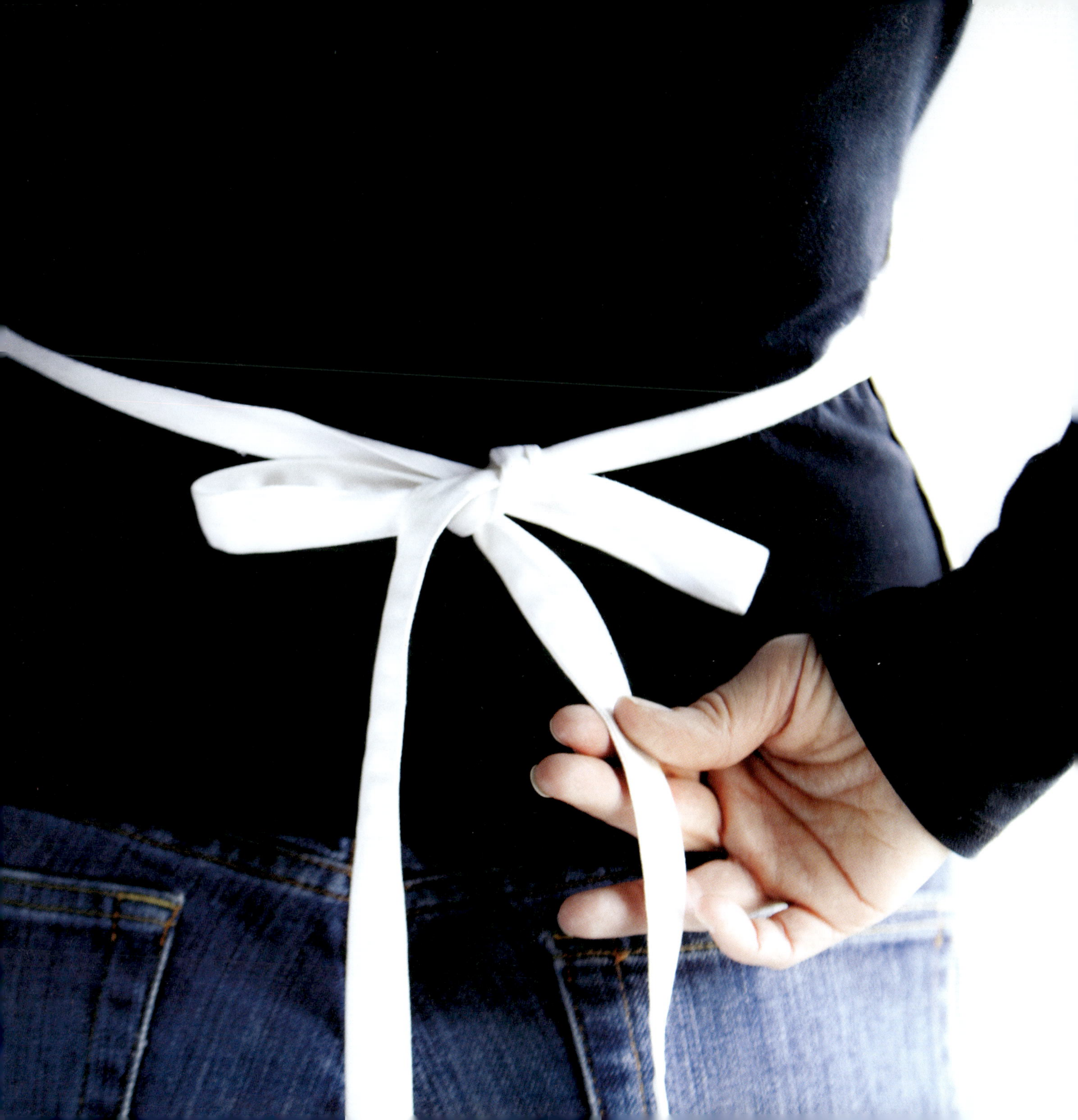

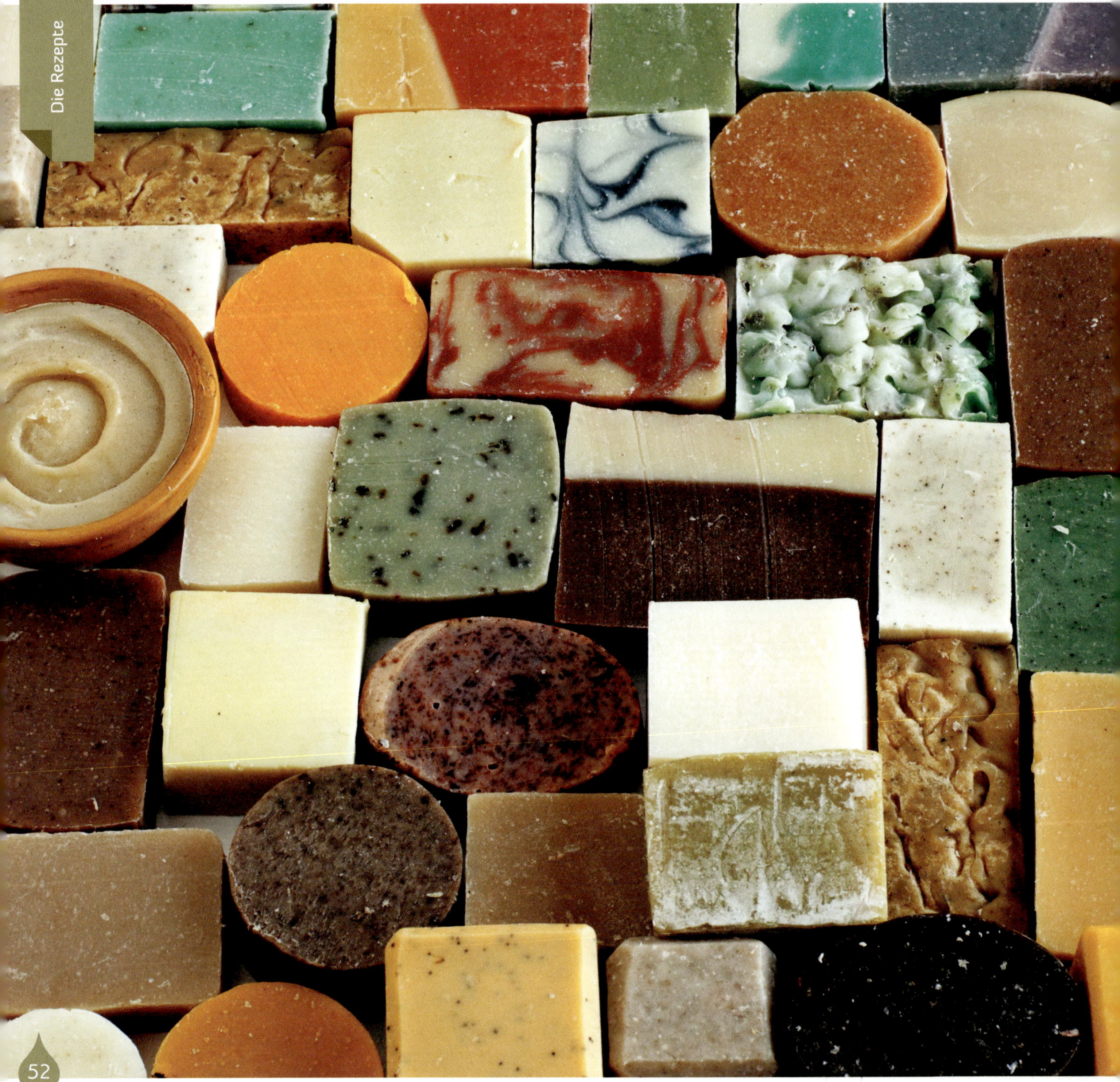

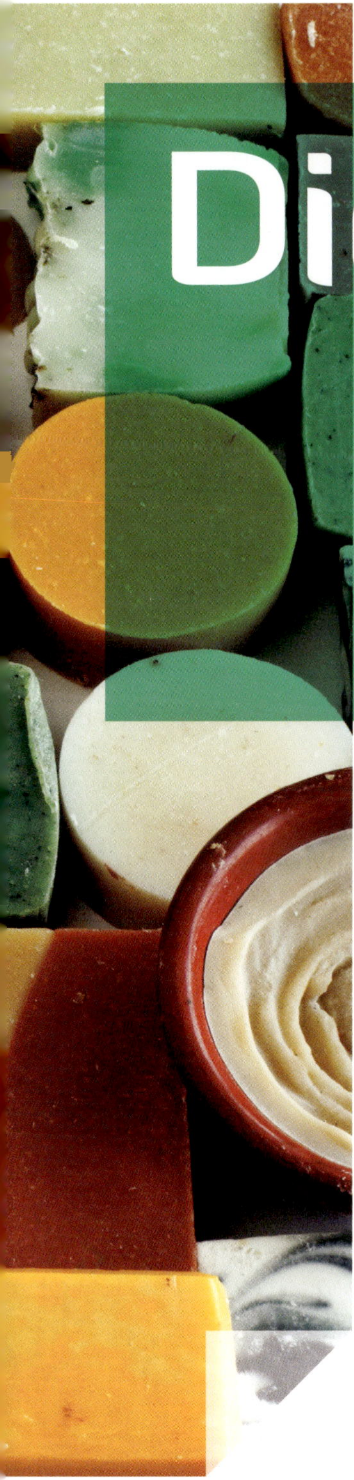

Die Rezepte

- Grundseife
- Für das Kinderbad
- „Alep maison“
- Hafer im Borretsch
- Hanfissimum
- Kaffeepause in der Küche
- Sonnenbad
- Himmlische Heckenrose
- Gärtner-Seife
- Lavendel Superstar
- Auf der Wäscheleine
- Strahlendes Aussehen
- Südseeinsel
- Rasierseife
- Gomasio mit Brennnessel
- Seife aus Saft
- Das hässliche Entlein
- Maghreb
- Kräutersträußchen
- Kleiner Schiffsjunge
- Schokolade und Creme
- Sehr milchige Seife
- Buddha-Seife
- Eine Tasse Tee
- Für unsere Tierfreunde
- Getreide-Seife
- Imker-Seife
- Seife Rot-Gelb
- Shampoo-Seife
- Schwarz-Weiß

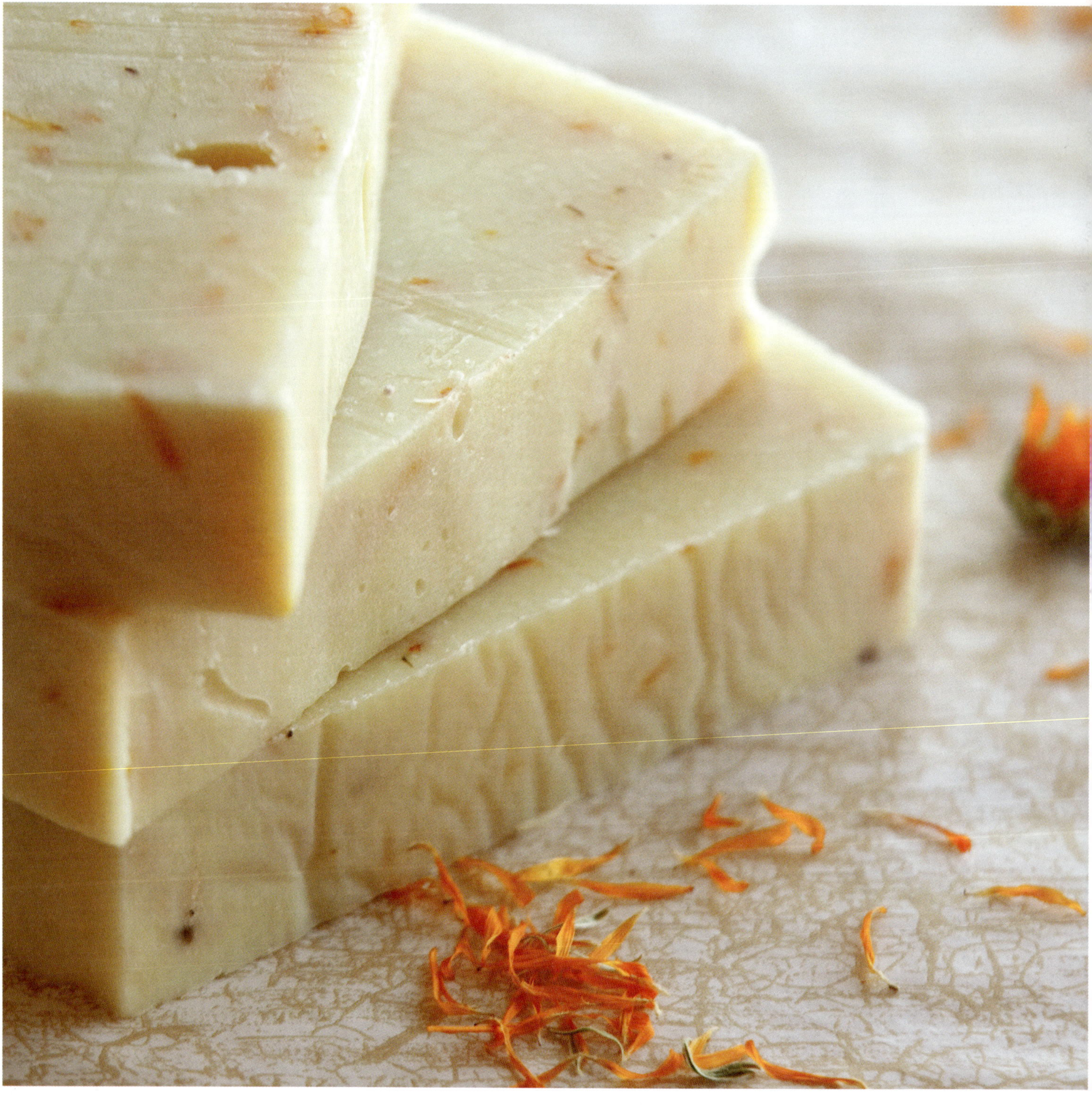

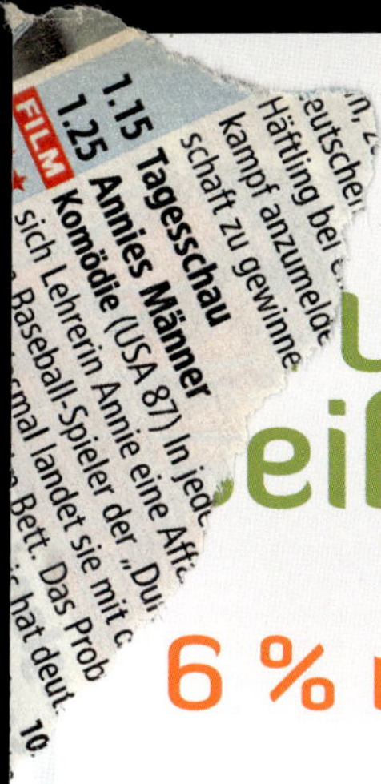

und-
eife

6 % rückfettend

››› Sehr einfach ist das erste Rezept dieses Buches und es ergibt eine schöne weiße Seife. Sie können sie nach Belieben färben oder parfümieren und so Ihrer Kreativität hinsichtlich der Farb-, Stoff- und Duftwahl freien Lauf zu lassen. Fertigen Sie zunächst diese Seife, indem sie genauestens die Herstellungsschritte befolgen (siehe S. 41). Sie werden dadurch an Sicherheit gewinnen und können dann die anderen Rezepte dieses Buches – alle auf ihre Art bezaubernd – entdecken.

300 g Palmöl
220 g Kokosöl
480 g Olivenöl

139 g Ätznatron
350 g Wasser

Wahlweise:
30 g ätherische Öle nach Wahl (vorzugsweise Herznote, siehe S. 25)
1 großer Esslöffel Blütenblätter, z. B. getrockneter Ringelblumen

Folgendes bitte für alle Rezepte merken!
Alle Rezepte in diesem Buch verwenden 1 kg (1000 g) an Ölen bzw. Fetten. Die Größe der erhaltenen Seife entspricht dem Inhalt einer Silikon-Kastenform. Sie ist für den Anfang ideal. Natürlich können Sie die Menge, je nach Lust und Laune, halbieren, verdoppeln oder eine andere Formgröße wählen. Auf jeden Fall sollen Sie Spaß haben, denn jetzt beginnt es interessant zu werden!

- Das Natron wiegen, in 350 g Wasser auflösen und beiseite stellen.
- Das Palm- und Kokosfett zum Schmelzen bringen und dann das Olivenöl hinzufügen.
- Während die Mischungen abkühlen, ätherische Öle wiegen und die eventuell verwendeten anderen Zutaten vorbereiten.
- Sobald die beiden Mischungen eine Temperatur von ungefähr 45 °C erreicht haben, die Natron-Mischung in die Öle gießen und gut mischen, bis man eine gute „Spur" beobachten kann.
- Eventuell ätherische Öle und Blütenblätter beimengen.
- In die gewählte Form gießen.

Für das Kinderbad

8 % rückfettend, ohne Palmöl

>>> Üben Sie sich mit diesem Rezept eines wunderbaren Seifenstückes, das besonders für sensible und Babyhaut geeignet ist. Ein einfaches Rezept, ohne Farbe oder strukturgebende Stoffe. Diese Seife ist reichhaltig dank der Vielfalt an Ölen, die sie besitzt. Der hohe Prozentsatz an Olivenöl und Sheabutter verleiht ihr eine besondere Milde, die bei trockener und sensibler Haut besonders geschätzt wird.

150 g Kokosöl
200 g Sheabutter
600 g Olivenöl mit eingelegten Kamillen- oder Ringelblumenblüten (Mazerat)
50 g Avocado-Öl

129 g Ätznatron
310 g Wasser

Das sollten Sie beachten!
Bei Seifen, die für Kinder unter 2 Jahre bestimmt sind, sollten Sie keine ätherischen Öle verwenden!

- Blütenmazerat mindestens 2 Tage vor der Herstellung vorbereiten (siehe S. 33).
- Das Natron wiegen, in 310 g Wasser auflösen und beiseite stellen.
- Kokosfett und Sheabutter schmelzen und dann das Olivenöl oder Mazerat und Avocado-Öl hinzufügen.
- Sobald beide Gemische eine Temperatur von ungefähr 45 °C erreicht haben, die Natronlösung in die Öle gießen und gut vermischen, bis man eine deutliche „Spur" erkennen kann.
- In die Form gießen.

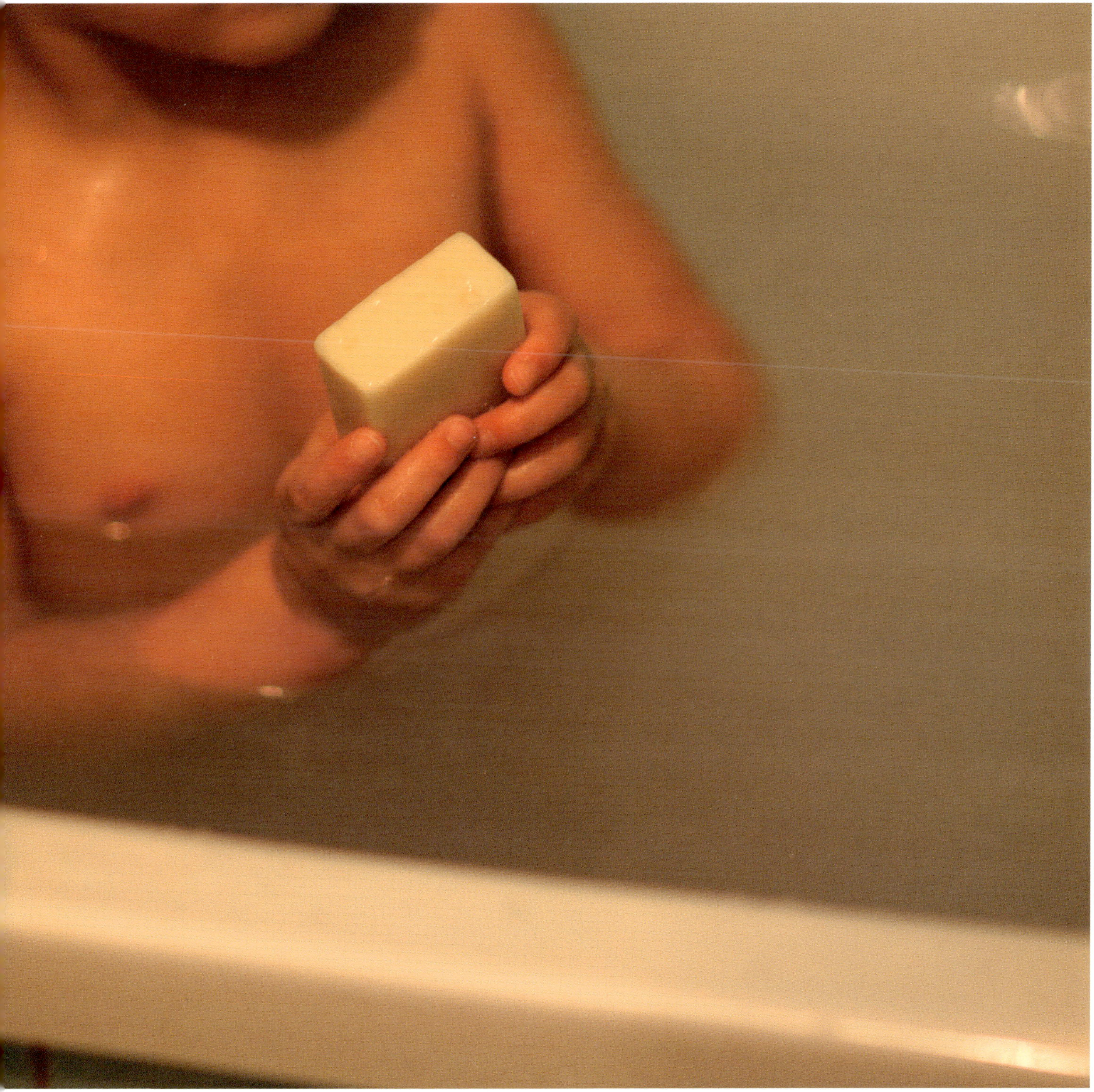

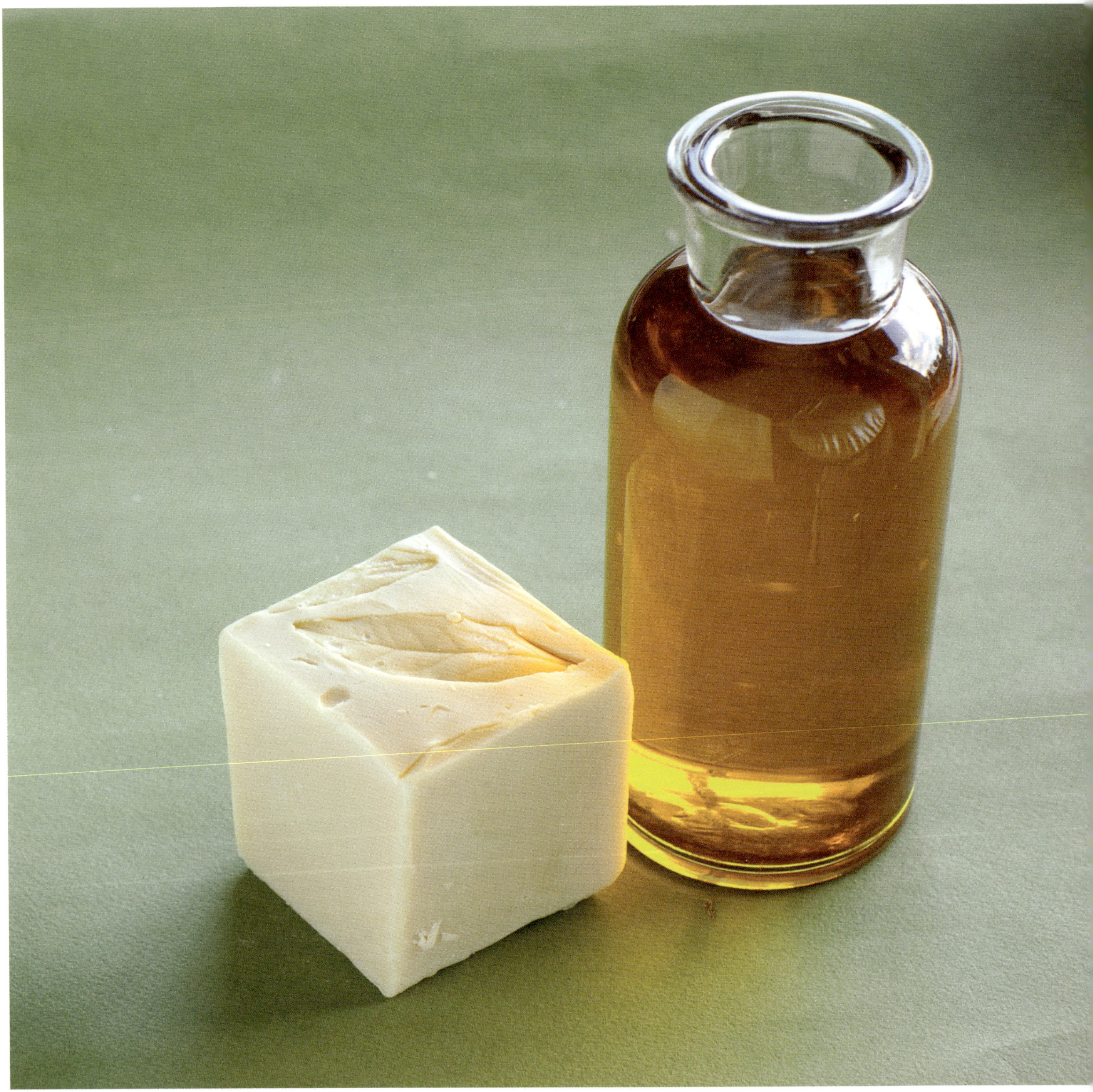

„Alep maison“

7 % rückfettend ohne Palmöl

>>> Endlich eine „hausgemachte“ Version der bekannten Aleppo-Seife (in Syrien hergestellt, zumindest die Originale!). Da das in der Türkei hergestellte pflanzliche Öl des Lorbeerbaumes sehr schwer zu erhalten ist, wird eine Mazeration der Blätter und Beeren, die direkt vom Lorbeerbaum Ihres Gartens geholt werden, diesen Zweck auch sehr gut erfüllen.
Diese ganz schlichte Seife, die keinen Duftstoff enthält, stellt eine ausgezeichnete Wahl für sehr trockene und sensible Haut dar. Sie brauchen erst gar nicht den Schaum zu suchen, denn es entsteht gar keiner oder nur sehr wenig. Je nach Qualität des Olivenöls wird es länger oder kürzer dauern, bis sich die „Spur“ bildet, und die Seife wird mehr oder weniger lange brauchen, um in der Form hart zu werden. Während des Trocknens wird sie sehr hart.

1000 g Olivenöl mit oder ohne Lorbeerblätter und Beeren-Mazerat

124 g Ätznatron
340 g Wasser

- Lorbeer-Mazerat mindestens 2 Tage vor der Herstellung vorbereiten (siehe S. 33).
- Das Natron wiegen und in 340 g Wasser auflösen. Beiseitestellen.
- Wenn das Natron ungefähr auf 45 °C abgekühlt ist, das Olivenöl bis zu 45 °C erhitzen.
- Die Natronlaugenlösung in das Olivenöl gießen und bis zum Auftauchen der „Spur“ gut umrühren.
- In die Form gießen

Hafer im Borretsch

6 % rückfettend

>>> Hafer tut unserer Haut gut, da er bei Ekzem oder Schuppenflechte den Juckreiz lindert. Mit einem sanften Peeling-Effekt wird dieses Seifenstück Ihnen bei der Hautreinigung helfen, tote Hautzellen zu entfernen. Sein belebender Mentholgeruch wird Sie bei Ihrer morgendlichen Dusche aufwecken. Da Borretschöl besonders reich an Omega-3-Fettsäure ist, ist für die Kosmetik aufgrund seiner regenerierenden Wirkung bei angegriffener Haut von Interesse.

320 g Palmöl
250 g Kokosöl
240 g Olivenöl
110 g Rapsöl
100 g Borretschöl

140 g Ätznatron
330 g Wasser

4 g ätherisches Pfefferminzöl (1 Teil)
15 g ätherisches Lavendel oder Lavandinöl (4 Teile)
15 g ätherisches Eukalyptus-globulus-Öl (Blauer Eukalyptus) oder Eukalyptus-radiata-Öl (4 Teile)

10 g Haferflocken

- Das Natron wiegen, in 330 g Wasser auflösen und beiseitestellen.

- Palm- und Kokosfett schmelzen und dann die anderen flüssigen Öle beimengen (Olive, Raps, Borretsch).

- Während die Natronlaugenlösung und die Öle abkühlen, die ätherischen Öle wiegen.

- Die anderen Zutaten vorbereiten: Die Haferflocken mithilfe einer elektrischen Kaffeemühle (oder in einem Mörser für die Puristen) fein mahlen. Die ätherischen Öle beigeben, bevor Sie mit der Seifenherstellung anfangen.

- Wenn die beiden Mischungen eine Temperatur von ungefähr 45 °C erreicht haben, die Natronlaugenlösung in die Öle gießen und vermischen, bis sich die „Spur" bildet.

- Danach die ätherischen Öle und den Hafer hinzugeben, gut vermischen und in die Form gießen.

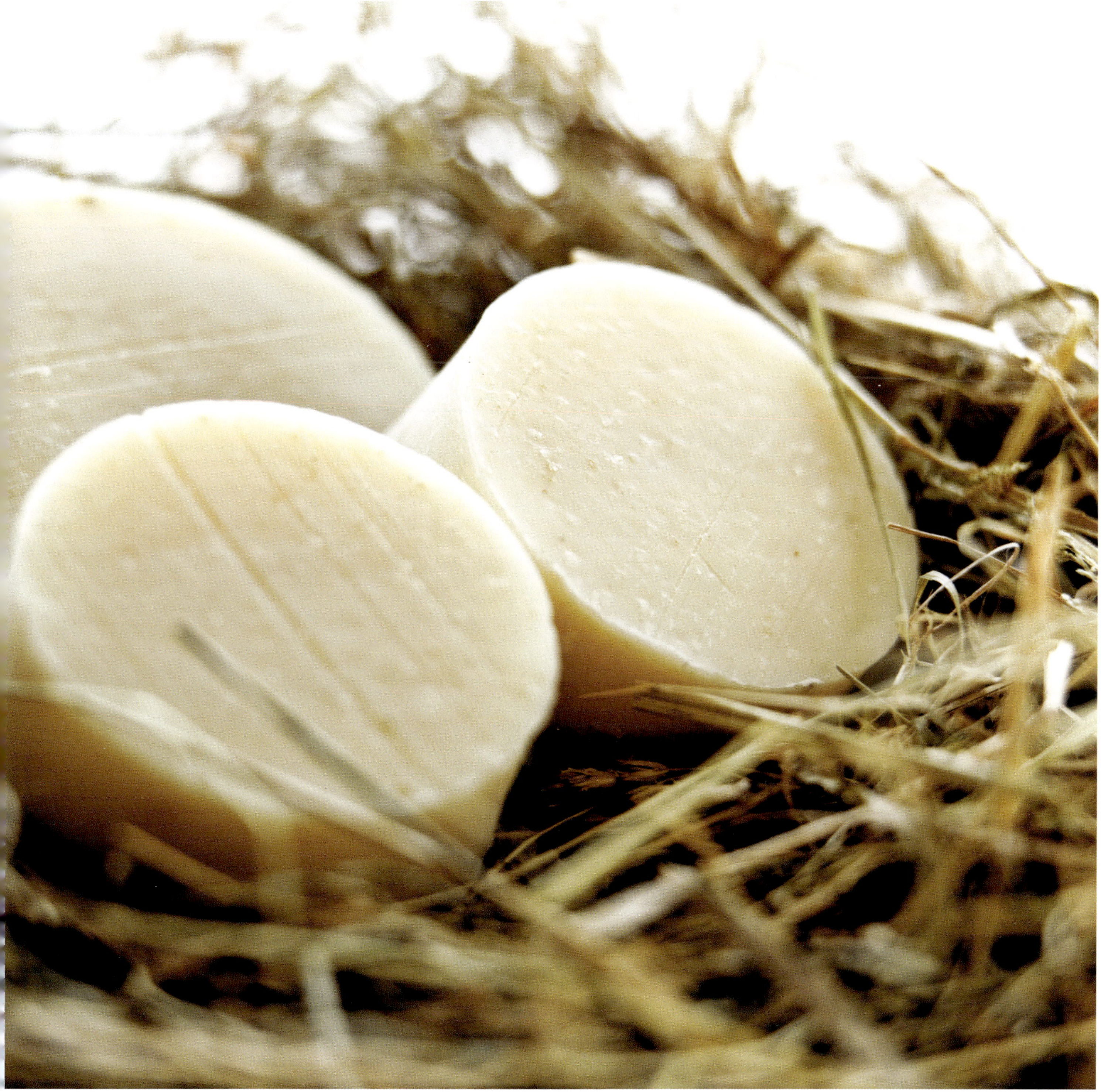

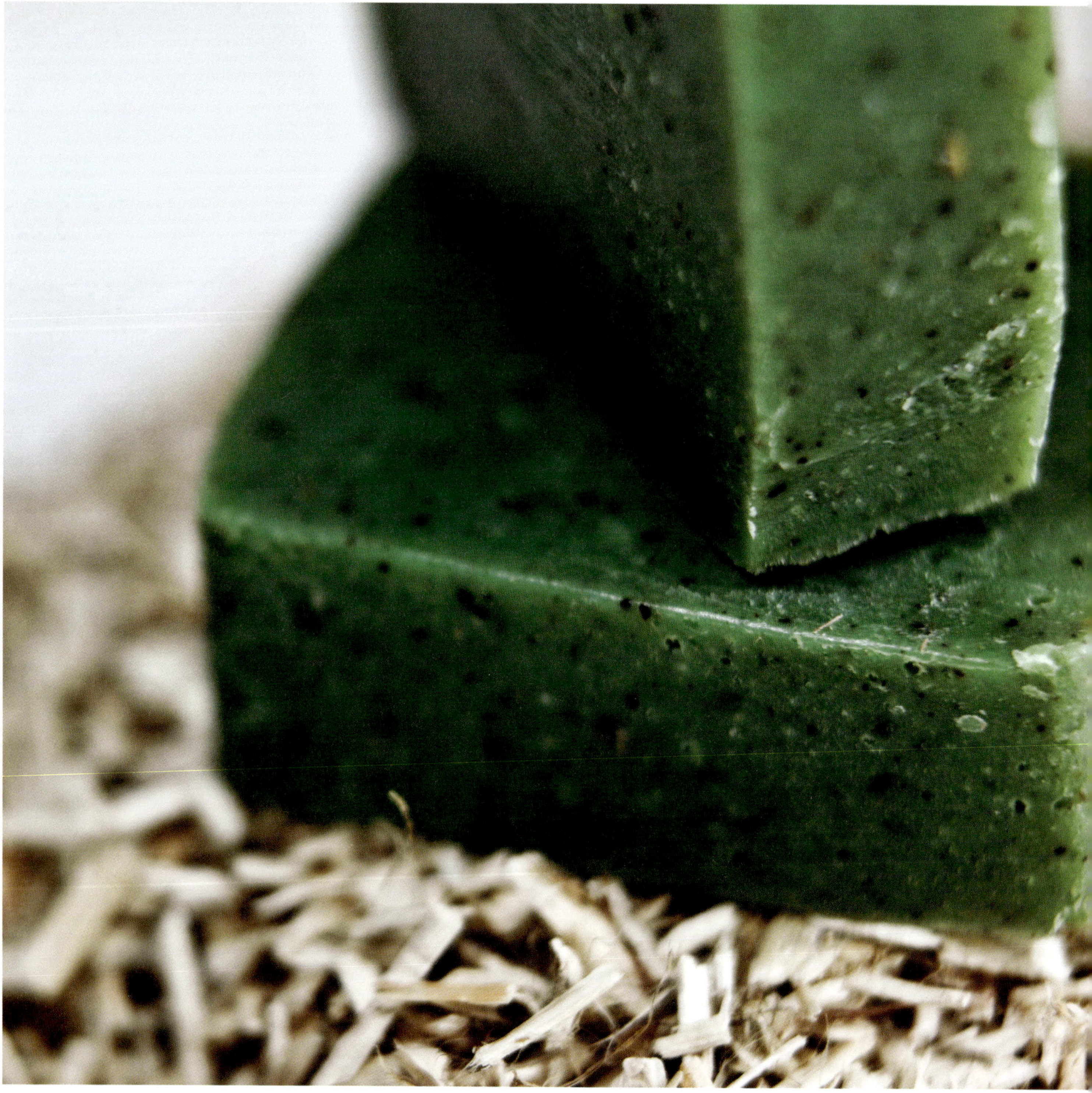

Hanfissimum
6 % rückfettend, ohne Palmöl

>>> Dieses Rezept bringt dieses bemerkenswerte Öl zur Geltung. Die gemahlenen Hanfsamen, die schon lange in Frankreich produziert werden, geben der Seife eine leichte Peeling-Textur. Der schöne grüne Farbton kommt vom Chlorophyll in Pulverform. Da es einen hohen Prozentsatz an ungesättigten Fettsäuren besitzt, kann dieses Seifenstück einige Zeit lang sehr weich bleiben. Es ist besser, ein paar Tage zu warten, bevor man sie aus der Form nimmt. Verlängern Sie auch die Trockenzeit um ein paar Wochen. Das Endergebnis wird Ihren Erwartungen gerecht werden!

250 g Kokosöl
550 g Olivenöl
200 g Hanföl

140 g Ätznatron
290 g Wasser

4 g ätherisches Ackerminzenöl – *Mentha arvensis* – (1 Teil)
8 g ätherisches Zimtöl (2 Teile)
8 g ätherisches Kiefernöl (2 Teile)

1 Kaffeelöffel Chlorophyll in Pulverform
1 Esslöffel gemahlene Hanfsamen (wahlweise)

- Das Natron wiegen und in 290 g Wasser auflösen. Beiseitestellen.
- Kokosfett schmelzen und Oliven- und Hanföl hinzufügen.
- Während die Natronlaugenlösung und die Öle abkühlen, die ätherischen Öle wiegen.
- Die anderen Zutaten vorbereiten: Das Chlorophyll in Pulverform in 1 Esslöffel Wasser auflösen und die Hanfsamen mit einer Kaffeemühle mahlen.
- Wenn beide Gemische eine Temperatur von ungefähr 44 °C erreichen, die Natronlaugenlösung in die Öle gießen. Das aufgelöste Chlorophyll beimengen, bevor man den Mixer benutzt, dann alles gut vermischen, bis die „Spur" entsteht.
- Die gemahlenen Samen den ätherischen Ölen beimischen und das Ganze der Emulsion hinzufügen.
- Alles gut vermischen und dann in die Form gießen.

Kaffeepause in der Küche

7 % rückfettend

>>> Der Kaffee besitzt unbestreitbare desodorisierende Eigenschaften. Dieses Seifenstück, das wunderbare süßliche und kräuterhafte Aromen enthält, bereitet wirkliche Freude: es wird an einer gut ausgesuchten Stelle des Spülbeckens, immer griffbereit, platziert. Das Rizinusöl unterstützt die Schaumbildung und der Peeling-Effekt der Seife macht Ihre Hände geschmeidig. Vergewissern Sie sich, dass die Bezeichnung des Salbeiöls stimmt (*Salvia lavandulifolia*), denn andere Arten werden für Pflegeprodukte nicht empfohlen. Wenn Sie keines finden, können Sie auch die Menge an Thymianöl verdoppeln.

350 g Palmöl
250 g Kokosöl
300 g Olivenöl
100 g Marillenkernöl
50 g Rizinusöl
50 g Jojobaöl

136 g Ätznatron
330 g Kaffee (flüssig)

8 g ätherisches Salbeiöl – *Salvia lavandulifolia* – (1 Teil)
8 g ätherisches Thymianöl (1 Teil)
33 g ätherisches Süßorangenöl (4 Teile)

1 Esslöffel gemahlener Kaffee

- Wiegen Sie das Natron, dann in 330 g abgekühltem Kaffee auflösen. Beiseitestellen.
- Palm- und Kokosfett schmelzen, dann die flüssigen Öle beimengen (Olive, Rizinus, Marille, Jojoba)
- Während die Natronlaugenlösung und die Öle abkühlen, die ätherischen Öle wiegen und dem gemahlenen Kaffee beimischen.
- Wenn beide Mischungen eine Temperatur von ungefähr 45 °C erreicht haben, die Natronlaugenlösung in die Öle gießen. Gut mischen, bis sich die „Spur" bildet.
- Die ätherischen Öle mit dem Kaffee hinzufügen, gut vermischen und in die Form gießen.

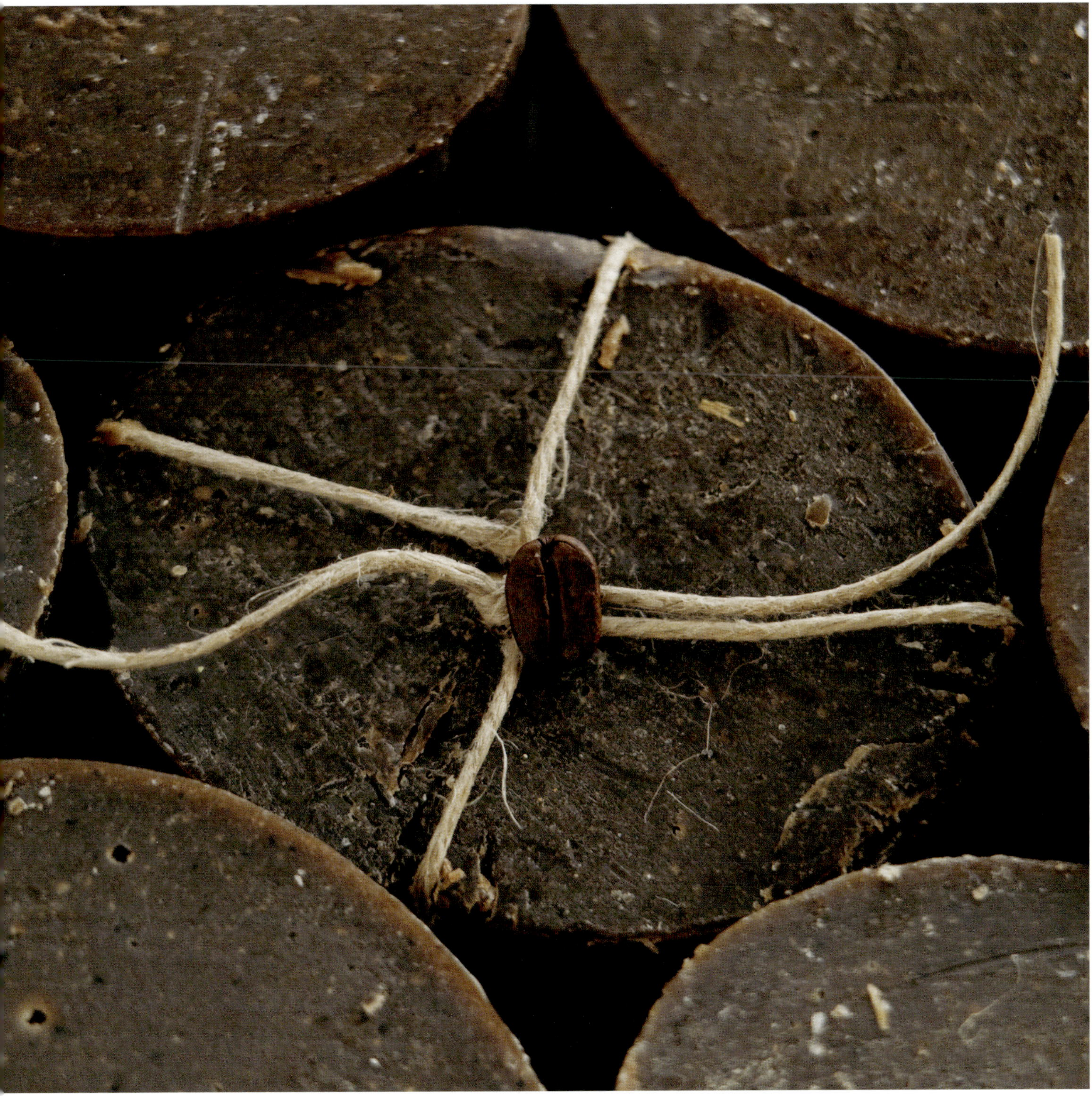

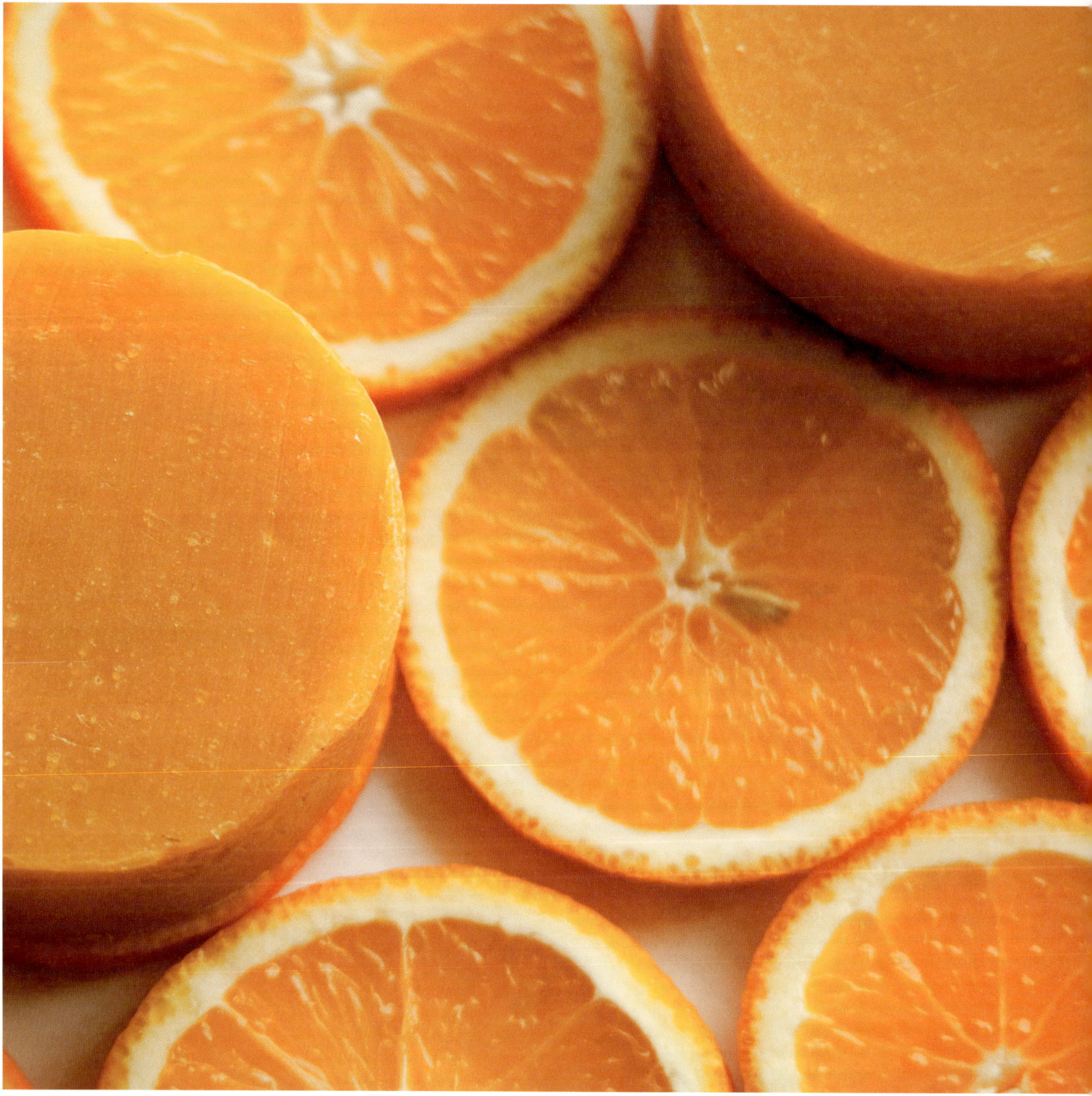

Sonnenbad

8 % rückfettend

>>> Diese Seife, die einen süßen Duft nach sonnengereiften Zitrusfrüchten besitzt, ermöglicht es einem inmitten des Winters, sich eine angenehme sommerliche Auszeit zu gönnen. Zusätzlich verstärkt die helle und frische Farbe der Zitrusfrüchte diesen Anti-Stress-Effekt.
Die Farbe entsteht einzig und allein durch die Nutzung des nativen Palmöls. Sie können auch, wenn Sie möchten, Ihr Seifenstück mit Annattostrauchkörnern färben, die in Olivenöl eingelegt wurden.

250 g Kokosöl
150 g natives Palmöl (orange Farbe)
150 g Sheabutter
450g Olivenöl

136 g Ätznatron
350 g Wasser

5 g ätherisches Ylang-Ylang-Öl (1 Teil)
15 g ätherisches Zitronenöl (3 Teile)
15 g ätherisches Pampelmusenöl (3 Teile)
15 g ätherisches Bergamotteöl (3 Teile)

- Das Natron wiegen und dann in 350 g Wasser auflösen. Beiseitestellen.

- Das Palm- und Kokosfett mit der Sheabutter schmelzen und dann das Olivenöl hinzufügen.

- Während die Natronlaugenlösung und die Öle abkühlen, die ätherischen Öle wiegen.

- Wenn beide Gemische eine Temperatur von ungefähr 42 °C erreicht haben, die Natronlaugenlösung in die Öle gießen und gut vermischen, bis sich eine „Spur" bildet.

- Die ätherischen Öle beimengen, gut vermischen und dann in die Form gießen.

Himmlische Heckenrose

7 % rückfettend

›››Die Hagebuttenschalen der Heckenrose ergeben in der Seife einen schönen optischen Effekt. Ohne Zweifel ist der süßliche und blumige Geruch der Seife, der durch die Nutzung der ätherischen Öle dieses Rezeptes entsteht, sehr weiblich. Durch die Verwendung des Weinrosenöls, in Verbindung mit einem hohen Prozentsatz an Olivenöl, reiht sich diese Seife ganz oben in die Liste der Gesichtspflegeprodukte ein.

150 g Kokosöl
150 g Palmöl
620 g Olivenöl
80 g Weinrosenöl

133 g Ätznatron
310 g Wasser

1 Esslöffel gemahlene Hagebuttenschalen

8 g ätherisches Patchouliöl (1 Teil)
16 g ätherisches Teebaum-Rosalinaöl – *Melaleuca ericifolia* – (2 Teile)
24 g ätherisches Bitterorangenöl – *Citrus aurantium* – (3 Teile)

- Das Natron wiegen, anschließend in 310 g Wasser auflösen. Beiseitestellen.
- Das Palm- und Kokosfett schmelzen und dann das Olivenöl und Weinrosenöl beimengen.
- Während die Natronlaugenlösung und die Öle abkühlen, die ätherischen Öle wiegen und die Heckenrosenschalen mahlen. Alles zusammenmischen.
- Wenn die beiden Gemische eine Temperatur von ungefähr 45 °C erreicht haben, die Natronlaugenlösung in die Öle gießen. Alles gut vermischen, bis sich die „Spur" bildet.
- Die ätherischen Öle und die gemahlenen Schalen beimengen, gut vermischen und dann in eine Form Ihrer Wahl gießen.

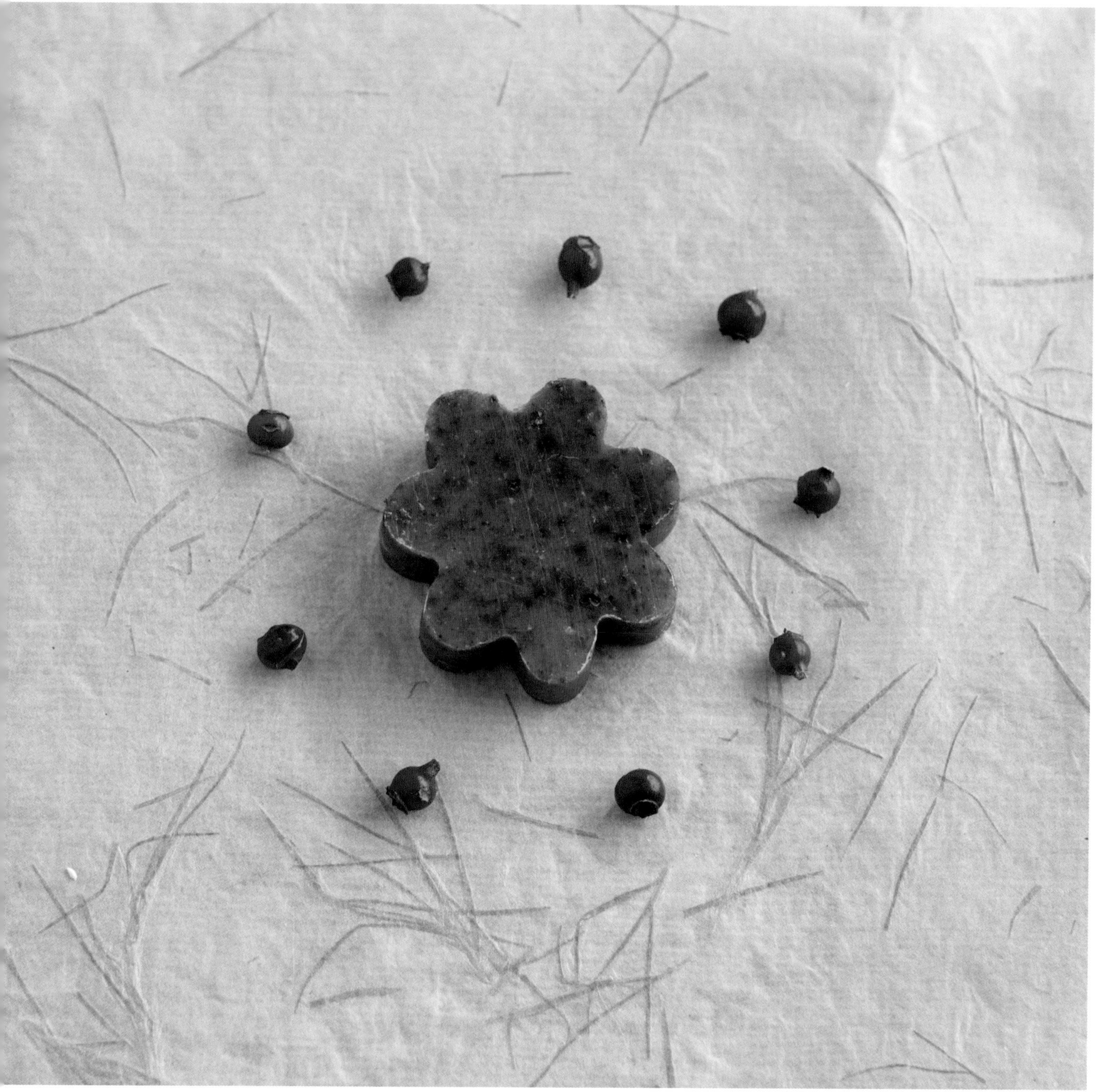

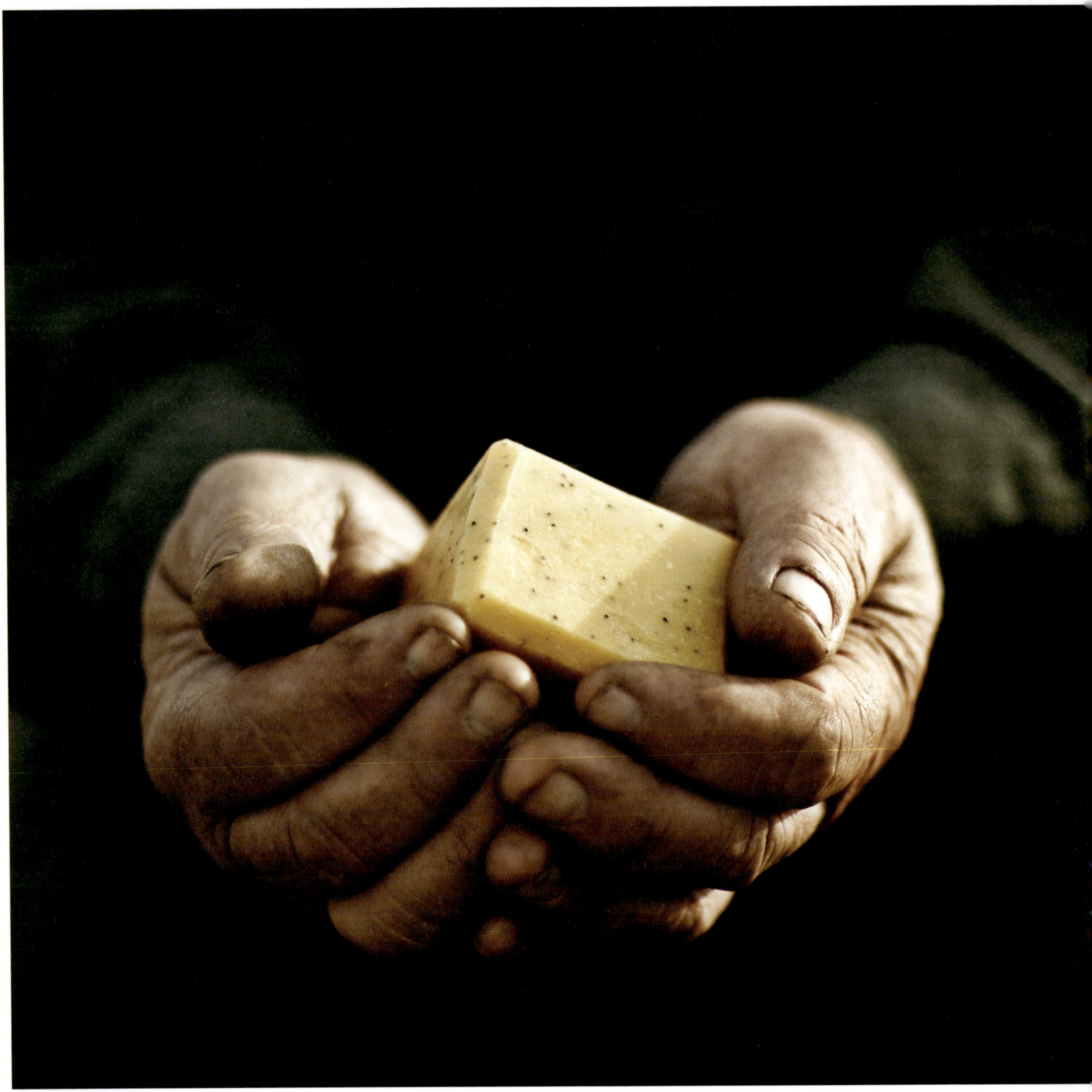

Gärtner-Seife

7 % rückfettend

>>> Dies ist eine wunderbare Peeling- und parfümierte Seife, die für strapazierte Gärtner-, Mechaniker- und Handwerkerhände wie geschaffen ist. Sie besteht aus zwei pflanzlichen Ölen, die von Pflanzenarten stammen, die in unseren Gärten weit verbreitet sind, nämlich der Sonnenblume und dem Borretsch.

260 g Palmöl
240 g Kokosöl
360 g Olivenöl
100 g Sonnenblumenöl
40 g Borretschöl

138 g Ätznatron
310 g Wasser

6 g ätherisches Sandelholzöl (1 Teil)
18 g ätherisches Basilikumöl (3 Teile)
24 g ätherisches Zitronenöl (4 Teile)

35 g Maisgrieß (mittel oder fein)
5 g gelber Ton
2 Kaffeelöffel Mohnsamen

- Das Natron wiegen und in 310 g Wasser auflösen. Beiseitestellen.

- Das Palm- und Kokosfett schmelzen und die flüssigen Öle beimischen (Olive, Sonnenblume, Borretsch).

- Während die Natronlaugenlösung und die Öle abkühlen, die ätherischen Öle wiegen und die anderen Zutaten vorbereiten: Den Ton mit einem Kaffeelöffel Wasser auflösen. In einem anderen Behälter 2 Esslöffel der geschmolzenen Öle mit dem Grieß und den Mohnsamen zu einer Masse vermischen.

- Wenn die beiden Mischungen eine Temperatur von ungefähr 42 °C erreicht haben, die Natronlaugenlösung in die Öle gießen und unter Umrühren den aufgelösten Ton hinzugeben. Gut vermischen, bis sich die „Spur" bildet.

- Die ätherischen Öle und die anderen Zutaten hinzufügen, gut vermischen und dann in die Form gießen.

Lavendel Superstar

6 % rückfettend

>>> Es handelt sich hierbei um ein unumgängliches Rezept; die Lavendelseife ist das französische Prunkstück der internationalen Seifenherstellung.

300 g Palmöl
250 g Kokosöl
290 g Olivenöl
110 g Sonnenblumenöl (davon 50 g eingelegte Alkannawurzel, siehe S. 33)
50 g Marillenkernöl

1 Esslöffel gemahlene Lavendelblüten

30 g ätherisches Lavendelöl

141 g Ätznatron
330 g Wasser

- Alkanna mindestens 2 Tage vor der Herstellung in 50 g Sonnenblumenöl einlegen.

- Das Natron wiegen und in 330 g Wasser auflösen. Beiseitestellen.

- Das Palm- und Kokosfett schmelzen und die anderen flüssigen Öle beimischen (Olive, Sonnenblume, Marille). Beim Messen des Sonnenblumenöls nicht die 50 g Sonnenblumenöl mit den eingelegten Alkannablüten vergessen, somit ergeben sich 50 g gefärbtes Sonnenblumenöl und 60 g reines Sonnenblumenöl.

- Während die Mischungen abkühlen, die ätherischen Öle wiegen.

- Mithilfe einer elektrischen Kaffeemühle die Lavendelblüten mahlen und den ätherischen Ölen beimischen, bevor Sie mit der Seifenherstellung beginnen.

- Wenn beide Gemische eine Temperatur von ungefähr 45 °C erreicht haben, die Natronlaugenlösung in die Öle gießen und gut rühren, bis sich die „Spur" bildet.

- Die ätherischen Öle und die Lavendelblüten gut vermischen und dann in die Form gießen.

Hätten Sie das gewusst?

Die Farbe dieser Seife führt nicht vom Lavendel her (seine Blüten werden am Ende der Verseifung braun), sondern von einem anderen, vollkommen natürlichen Farbstoff, nämlich von der Alkanna, deren Farbton bei der Verseifung von Violett bis Lavendelblau reicht.

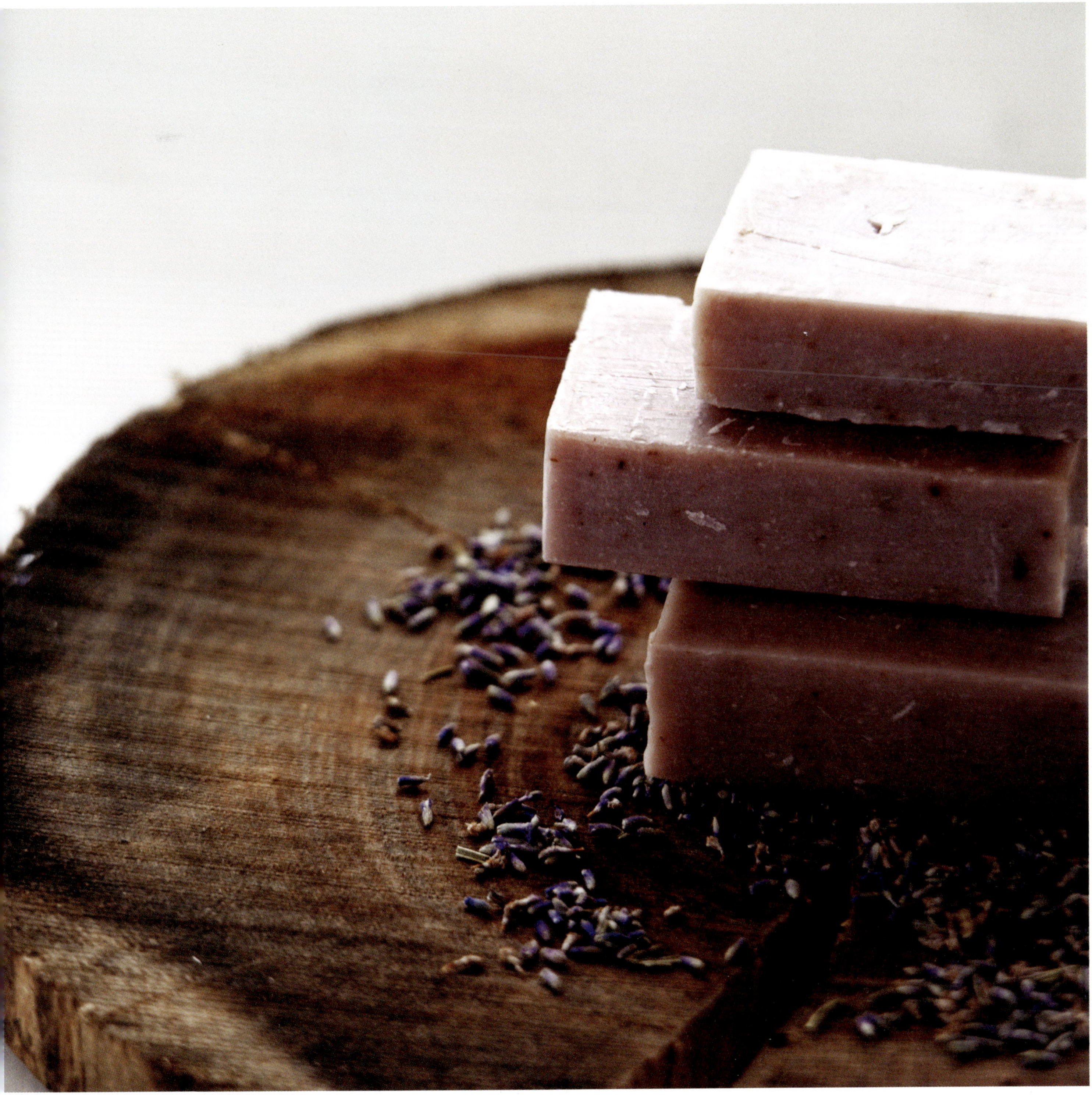

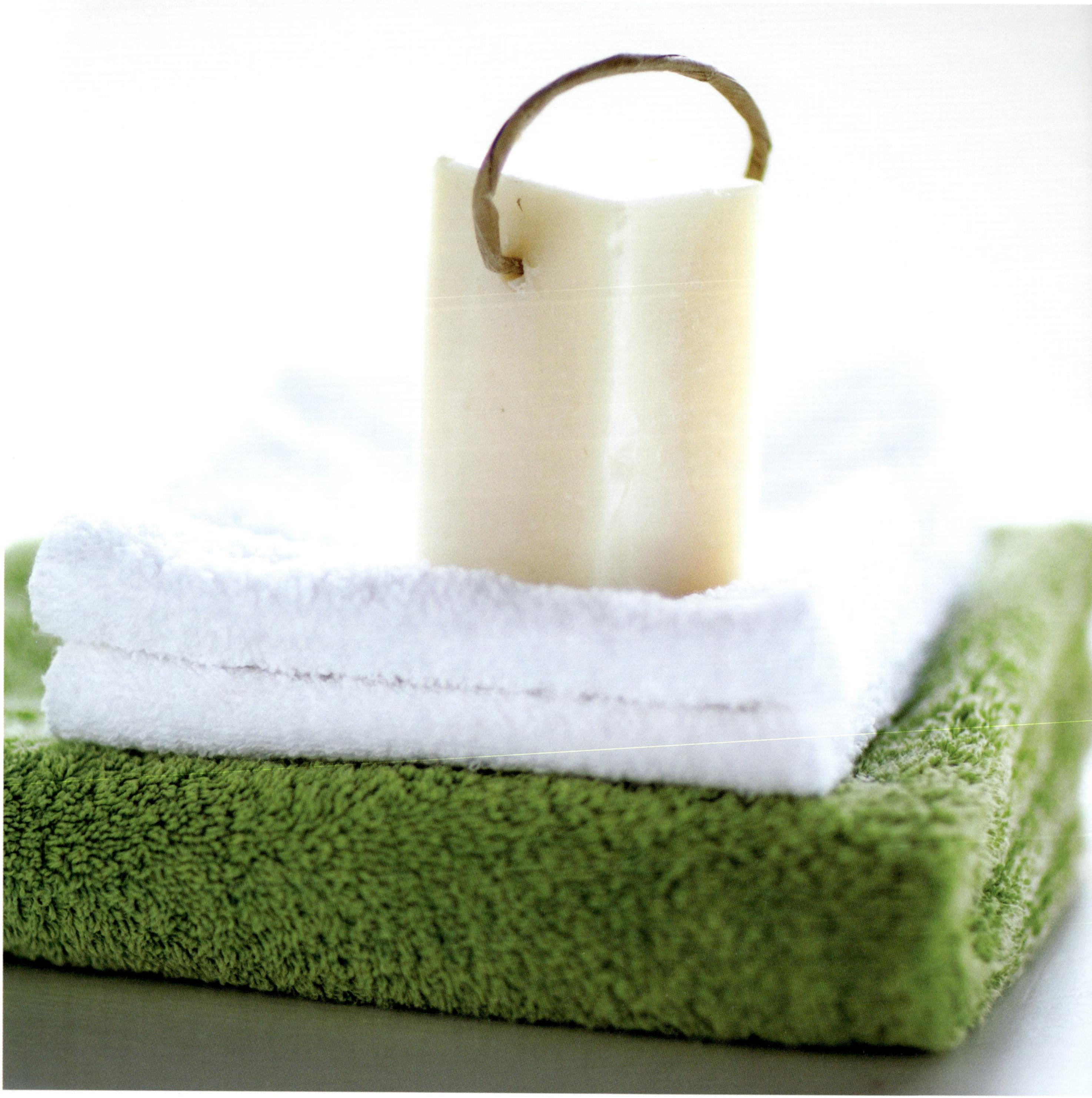

Auf der Wäscheleine

2 % rückfettend ohne Palmöl

››› Diese Haushaltsseife ist für Ihre Hände und … Ihre Wäsche bestens geeignet! Die meisten verseiften tierischen Öle haben eine starke schmutzlösende Wirkung (siehe S. 24). Indem man den Prozentsatz der Rückfettung senkt, erhöht man die reinigende Wirkung der Seife. Darüber hinaus hat diese Zusammensetzung von ätherischen Ölen eine desodorierende und desinfizierende Wirkung, wodurch diese Seife für die Wäsche besonders geeignet ist.

900 g geklärtes Rinderfett (siehe S. 24)
100 g Kokosöl

142 g Ätznatron
330 g Wasser

10 g ätherisches Rosmarinöl (1 Teil)
20 g ätherisches Lavandinöl – *Lavandula burnati briquet* – (2 Teile)
20 g ätherisches Waldkiefernöl (2 Teile)

- Das Natron wiegen und in 330 g Wasser auflösen. Beiseitestellen.

- Das Rinder- und Kokosfett schmelzen.

- Während die Natronlaugenlösung und die Fette abkühlen, die ätherischen Öle wiegen.

- Wenn die beiden Mischungen eine Temperatur von ungefähr 45 °C erreicht haben, die Natronlaugenlösung in die Fette gießen. Gut vermischen, bis sich die „Spur" bildet.

- Die ätherischen Öle beimengen, gut vermischen und dann in die Form Ihrer Wahl schütten.

Aussehen

7 % rückfettend

auch für sanftes Abschminken an. Die Karotte ist ein starkes Antioxydationsmittel, das dabei hilft, die Belastungen, denen Haut und Haare tagtäglich ausgesetzt sind, zu reduzieren. Die pflanzlichen und ätherischen Öle in diesem Rezept wurden aufgrund ihrer kosmetischen Qualitäten ausgesucht. Das Rizinusöl bewirkt, weil es den Schaum cremiger macht, ein leichtes, angenehmes Gefühl.

260 g Palmöl
150 g Kokosöl
70 g Sheabutter
30 g Rizinusöl
440 g Olivenöl
50 g Avocadoöl

133 g Ätznatron
180 g Wasser

140 g frischer Karottensaft

6 g ätherisches Kampferöl (1 Teil)
12 g ätherisches Lavendelöl (2 Teile)
12 g ätherisches Geraniumöl (2 Teile)

- Das Natron wiegen und in 180 g Wasser auflösen. Beiseitestellen.
- Das Palm- und Kokosfett mit der Sheabutter schmelzen und dann die anderen flüssigen Öle beimengen (Rizinus, Olive, Avocado).
- Während die Natronlaugenlösung und die Öle abkühlen, den Karottensaft und die ätherischen Öle vorbereiten und abwiegen.
- Wenn beide Mischungen eine Temperatur von ungefähr 45 °C erreicht haben, die Natronlaugenlösung in das Öl gießen und vermischen. Den Karottensaft vor Einsatz des Mixers dazugeben und gut vermischen, bis sich die „Spur" bildet.
- Die ätherischen Öle hinzugeben, gut vermischen und in die Form geben.

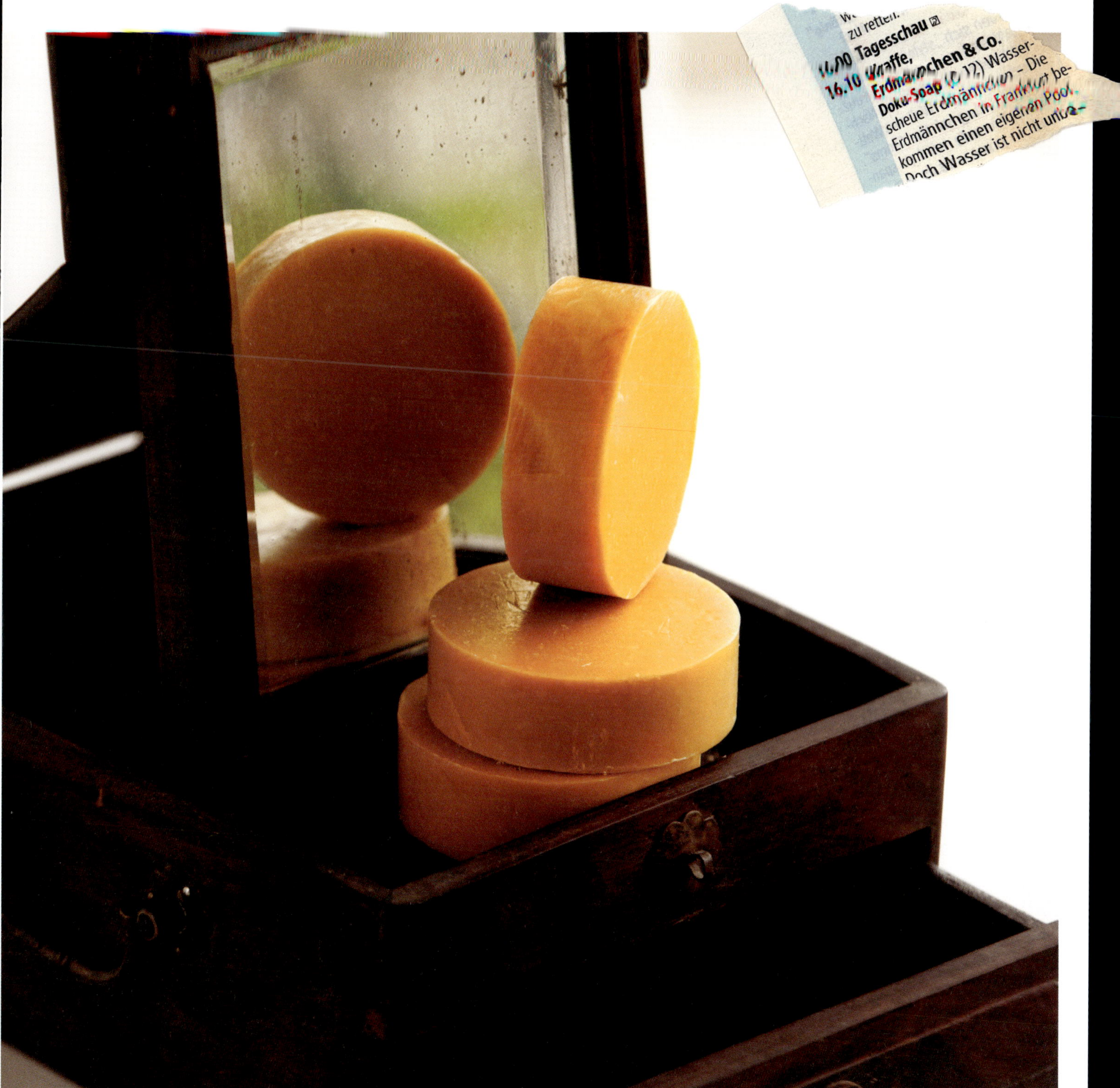

zu retten.
16.00 Tagesschau
16.10 Giraffe, Erdmännchen & Co.
Doku-Soap (12) Wasser-
scheue Erdmännchen – Die
Erdmännchen in Frankfurt be-
kommen einen eigenen Pool.
Doch Wasser ist nicht unbe-

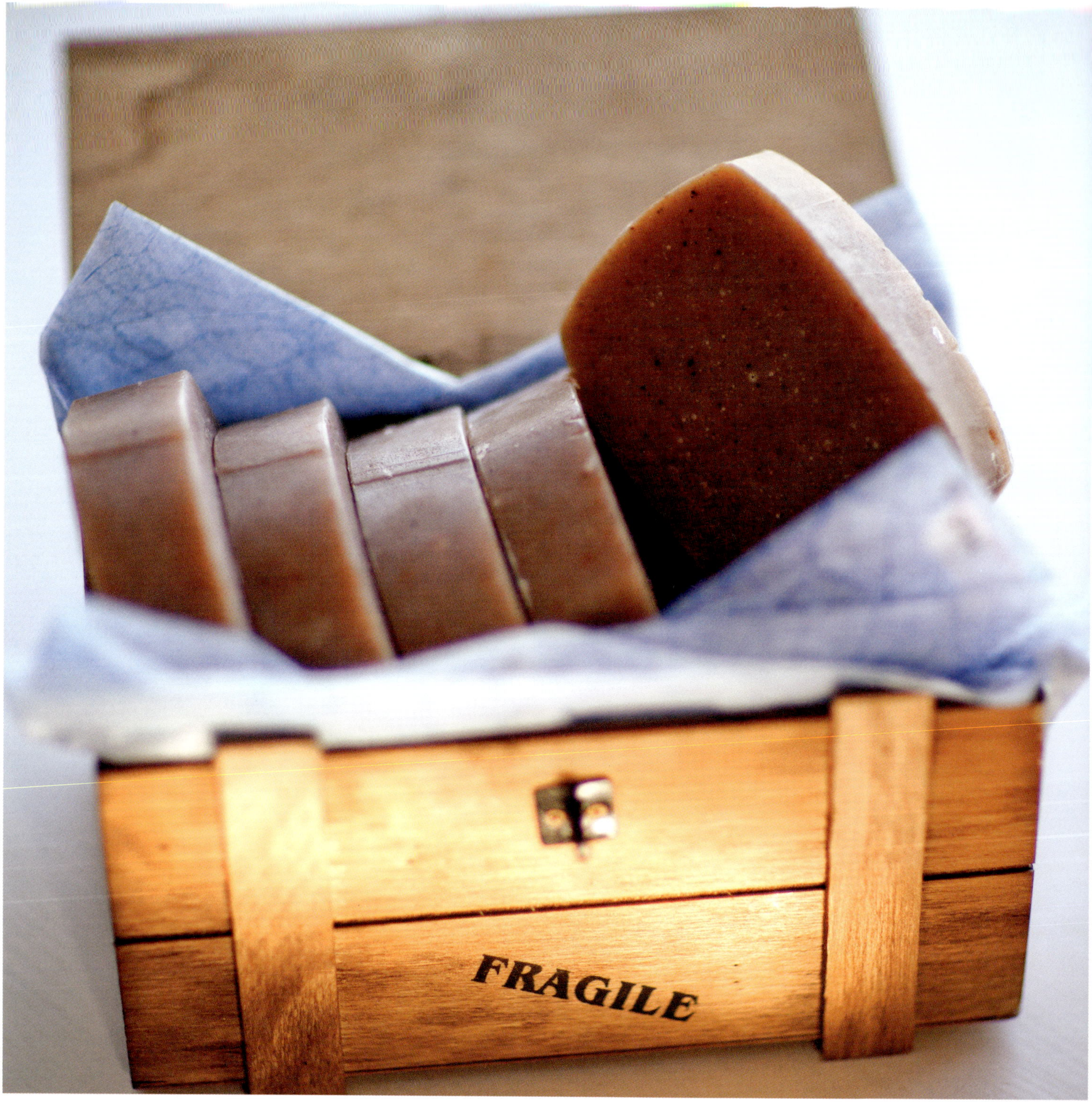
FRAGILE

Südseeinsel

6 % rückfettend

Sie direkt nach Sansibar, dem Reich der kostbarsten Gewürze, darunter der Paprika, die ein gutes Beispiel für die Nutzung eines pflanzlichen Farbstoffes darstellt und der Seife einen warmen Farbton gibt. Das Sesamöl, die Sheabutter und die Kokosmilch sind besonders gut für die Pflege stark ausgetrockneter Haut geeignet.

340 g Palmöl
260 g Kokosöl
50 g Sheabutter
280 g Olivenöl
70 g Sesamöl

141 g Ätznatron
250 g Wasser

120 g Kokosmilch
1 oder 2 Esslöffel gemahlene Gewürze (Sternanis, Zimt, Gewürznelke, Paprika)

6 g ätherisches Gewürznelkenöl (1 Teil)
12 g ätherisches Ylang-Ylang-Öl (2 Teile)
12 g ätherisches Schwarzpfefferöl (2 Teile)

Der Praxistipp

Das ätherische Gewürznelkenöl beschleunigt deutlich die Bildung der „Spur". Um den Prozess zu verlangsamen, nimmt man für das Rezept mehr Wasser. Sie können auch das ätherische Gewürznelkenöl wiegen und in das Gefäß mit den Ölen hinzugeben, bevor Sie anfangen, Ihre Seife zu erstellen. Durch das Verdünnen des Öles wird die Bildung der „Spur" verzögert. Der Duft zaubert

- Das Natron wiegen und in 250 g Wasser auflösen. Beiseitestellen.

- Das Palm- und Kokosfett mit der Sheabutter schmelzen und danach das Oliven- und Sesamöl beimischen.

- Während die Natronlaugenlösung und die Öle abkühlen, die ätherischen Öle wiegen (das von der Gewürznelke separat) und die anderen Zutaten vorbereiten: Die gemahlenen Gewürze in die Milch geben und die Mischung auf Raumtemperatur bringen.

- Das ätherische Gewürznelkenöl den pflanzlichen Ölen beigeben und gut vermischen.

- Wenn die Natronlaugenlösung und die Öle eine Temperatur von ungefähr 40 °C erreicht haben, die Natronlaugenlösung in die Öle gießen und vermischen. Die Kokosmilch mit den gemahlenen Gewürzen vor Benutzung des Mixers hinzufügen. Gut vermischen, bis sich die „Spur" bildet.

- Die ätherischen Öle dazugeben, gut mischen und dann in die Form Ihrer Wahl geben.

Rasierseife

6 % rückfettend

>>> Im Vergleich zu den klassischen Rasierprodukten hat unsere selbst hergestellte Rasierseife eine Reihe an Vorteilen: sie ist auf der Haut weniger aggressiv, umweltschonend, da sie komplett biologisch abbaubar ist, sie ist ohne Verpackung, sehr sparsam im Gebrauch und daher auch wirtschaftlich. Probieren Sie sie, es wird Sie überzeugen! Ein Hauch sehr feiner weißer Tonerde, die das Gleiten des Rasierers unterstützt. Die Seife auf dem nassen Bart verteilen, mit den Händen einreiben (oder, für die Profis, mit dem Rasierpinsel), um ein wenig Schaum zu erzeugen: Schon sind Sie bereit für eine glatte Rasur. Das sehr komplexe Parfüm besteht aus ätherischen Ölen, darunter auch jenes einer karibischen Pflanze, der Bay St. Thomas, die sehr oft in der Männerkosmetik benutzt wird.

280 g Palmöl
250 g Kokosöl
280 g Olivenöl
80 g Färberdistelöl
60 g Hanföl
50 g Rizinusöl

140 g Ätznatron
340 g Wasser

4 g ätherisches Patchouliöl (1 Teil)
8 g ätherisches Ingweröl (2 Teile)
12 g ätherisches Bay-St. Thomas-Öl (3 Teile)
16 g ätherisches Echtes Limettenöl – *Citrus aurantifolia* – (4 Teile)

9 g Weiße Tonerde

- Das Natron wiegen und in 340 g Wasser auflösen. Beiseitestellen.

- Das Palm- und Kokosfett schmelzen und dann die flüssigen Öle beimischen (Olive, Rizinus, Färberdistel, Hanf).

- Während die Natronlaugenlösung und die Öle abkühlen, die ätherischen Öle und den Ton wiegen. Tonerde sorgfältig in 1 Esslöffel Wasser auflösen.

- Wenn die beiden Mischungen eine Temperatur von ungefähr 45 °C erreicht haben, die Natronlaugenlösung in die Öle gießen. Bevor sie das Ganze mixen, den aufgelösten Ton beimengen. Gut vermischen, bis sich die „Spur" bildet.

- Die ätherischen Öle hinzugeben, gut vermischen und in die Form ihrer Wahl geben (oder in einzelne Schälchen für die Rasierpinselbenutzer).

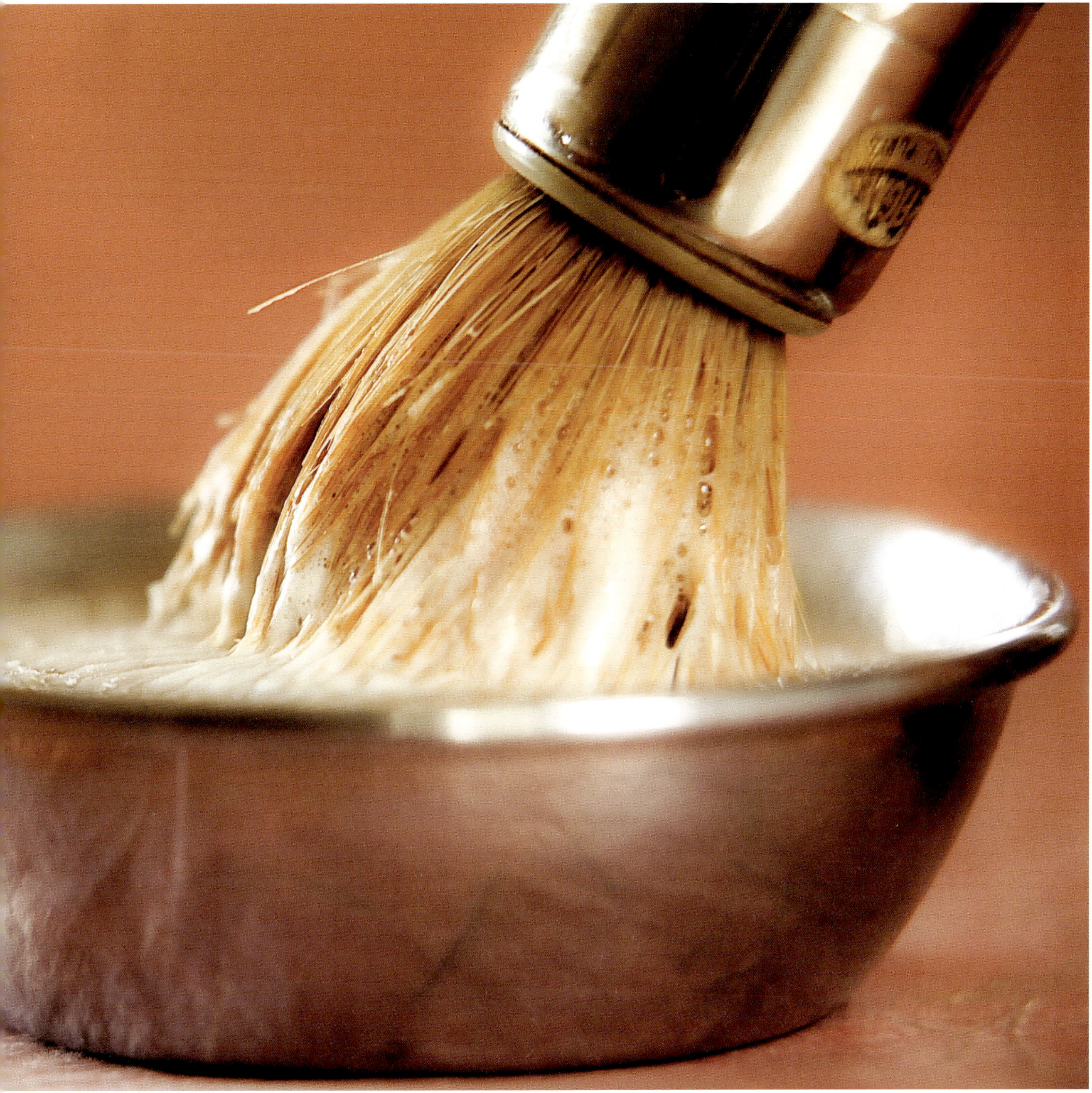

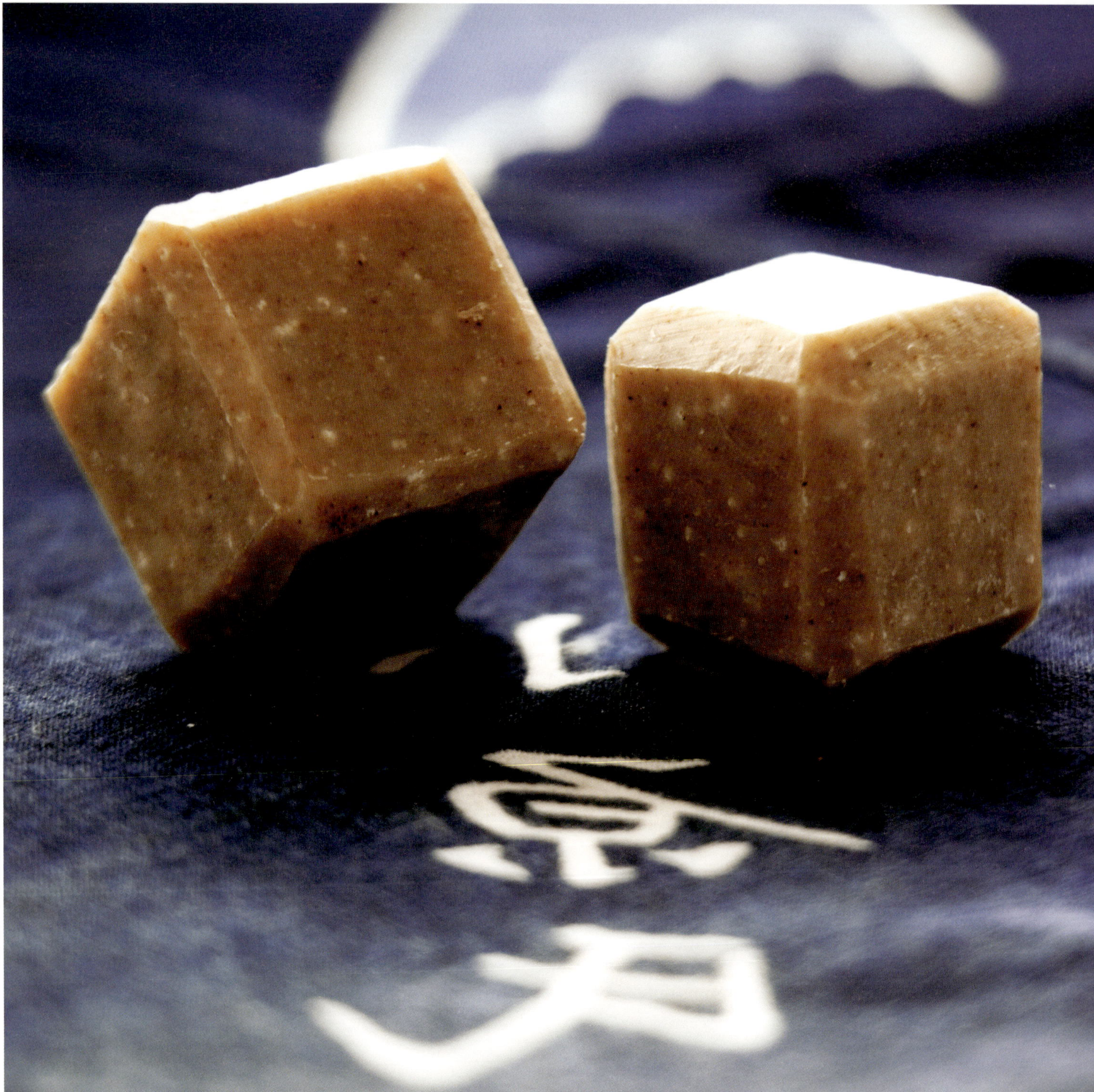

Gomasio mit Brennnessel

6 % rückfettend

>>> Zu diesem Rezept hat mich ein genialer Hersteller inspiriert: Seine Produkte, unter denen auch eine ganze Palette von Gomasios, kreiert er mit den Brennnesseln, die in unseren Gärten wachsen. Gomasio ist ein traditionelles japanisches Gewürz, dessen Grundzutaten Sesam, Meersalz und Algen sind. Es ist gesund und außerdem ein ausgezeichnetes Körperpeeling-Produkt.

300 g Palmöl
230 g Kokosöl
380 g Olivenöl
90 g Sesamöl

139 g Ätznatron
330 g Wasser

9 g ätherisches Niaouliöl (1 Teil)
9 g ätherisches Muskatellersalbeiöl – *Salvia sclarea* – (1 Teil)
6 g ätherisches Myrteöl (2 Teile)

1 Kaffeelöffel feines Meersalz
1 Esslöffel gemahlene Sesamkörner
1 Esslöffel getrocknete und gemahlene Brennnesselblätter

- Das Natron wiegen und in 330 g Wasser auflösen. Beiseitestellen.

- Das Palm- und Kokosfett schmelzen und dann das Oliven- und Sesamöl beimengen.

- Während die Natronlaugenlösung und die Öle abkühlen, die ätherischen Öle wiegen und die anderen Zutaten vorbereiten. 2 Esslöffel von den geschmolzenen Ölen entnehmen, in ein Gefäß geben und das Salz, den gemahlenen Sesam und die Brennnesseln dazugeben.

- Wenn beide Mischungen eine Temperatur von ungefähr 43 °C erreicht haben, die Natronlaugenlösung in die Öle gießen und gut vermischen, bis sich die „Spur“ bildet.

- Die ätherischen Öle und die anderen Zutaten hinzugeben, gut vermischen und dann in die Form gießen.

Seife aus Saft

8 % rückfettend ohne Palmöl

>>> Es handelt sich hier um eine schöne Seife aus Gurkensaft, die in der Jahreszeit hergestellt wird, in der der Gemüsegarten Gurken im Überfluss bietet. Mit dieser blassgrünen Seife wird der beruhigende Effekt der Aloe, in Verbindung mit einem wunderbaren blumigen Aroma, die tägliche Körpflege zu einem noch angenehmeren Erlebnis machen. Benutzen Sie eine Zentrifuge und entfernen Sie die Schale der Gurke nicht, denn sie ist ein wichtiger Farbstoff. Wenn Sie keine Zentrifuge zur Verfügung haben, mixen Sie die Gurke und benutzen Sie dann ein Sieb, um den Saft zu filtern.

200 g Kokosöl
680 g Olivenöl
70 g Macadamiaöl
50 g Traubenkernöl

133 g Ätznatron
300 g Gurkensaft

8 g ätherisches Tagetesöl – *Tagetes minuta* – (1 Teil)
8 g ätherisches Palmarosaöl (1 Teil)
16 g ätherisches wilde Bergamotteöl – *Monarda fistulosa* – (2 Teile)
16 g ätherisches Bitterorangenöl (2 Teile)

30 g Aloesaft

- Das Natron wiegen und dann in 300 g Gurkensaft auflösen. Beiseitestellen.

- Das Kokosfett schmelzen und dann die anderen Öle dazugeben (Olive, Macadamia, Traubenkern).

- Während Natronlaugenlösung und Öle abkühlen, die ätherischen Öle und den Aloesaft messen.

- Wenn beide Mischungen eine Temperatur von ungefähr 45 °C erreicht haben, die Natronlaugenlösung in die Öle gießen. Bevor Sie den Mixer benutzen, den Aloesaft hinzufügen. Gut vermischen, bis sich die „Spur" bildet.

- Die ätherischen Öle beimengen, gut vermischen und dann in die Form Ihrer Wahl geben.

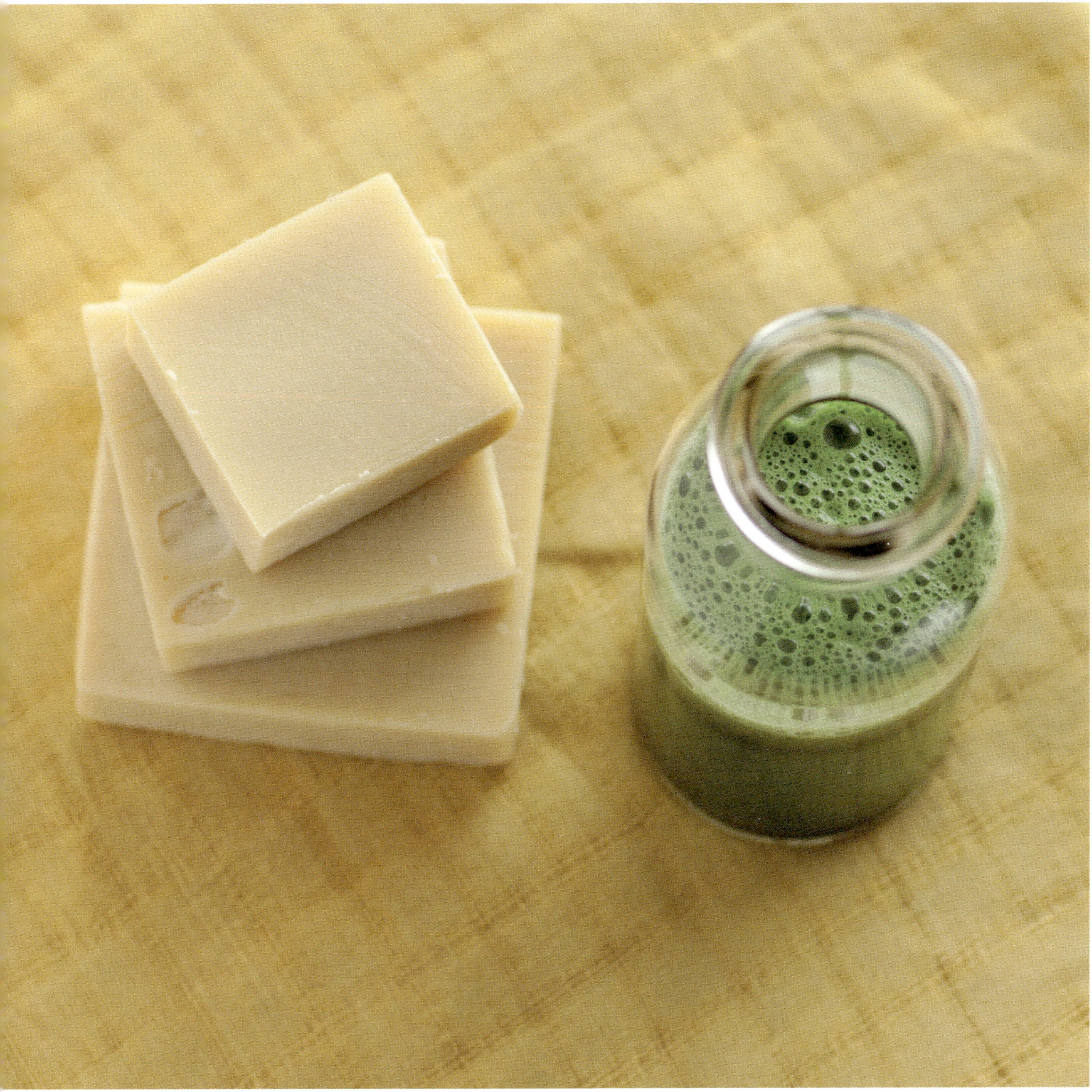

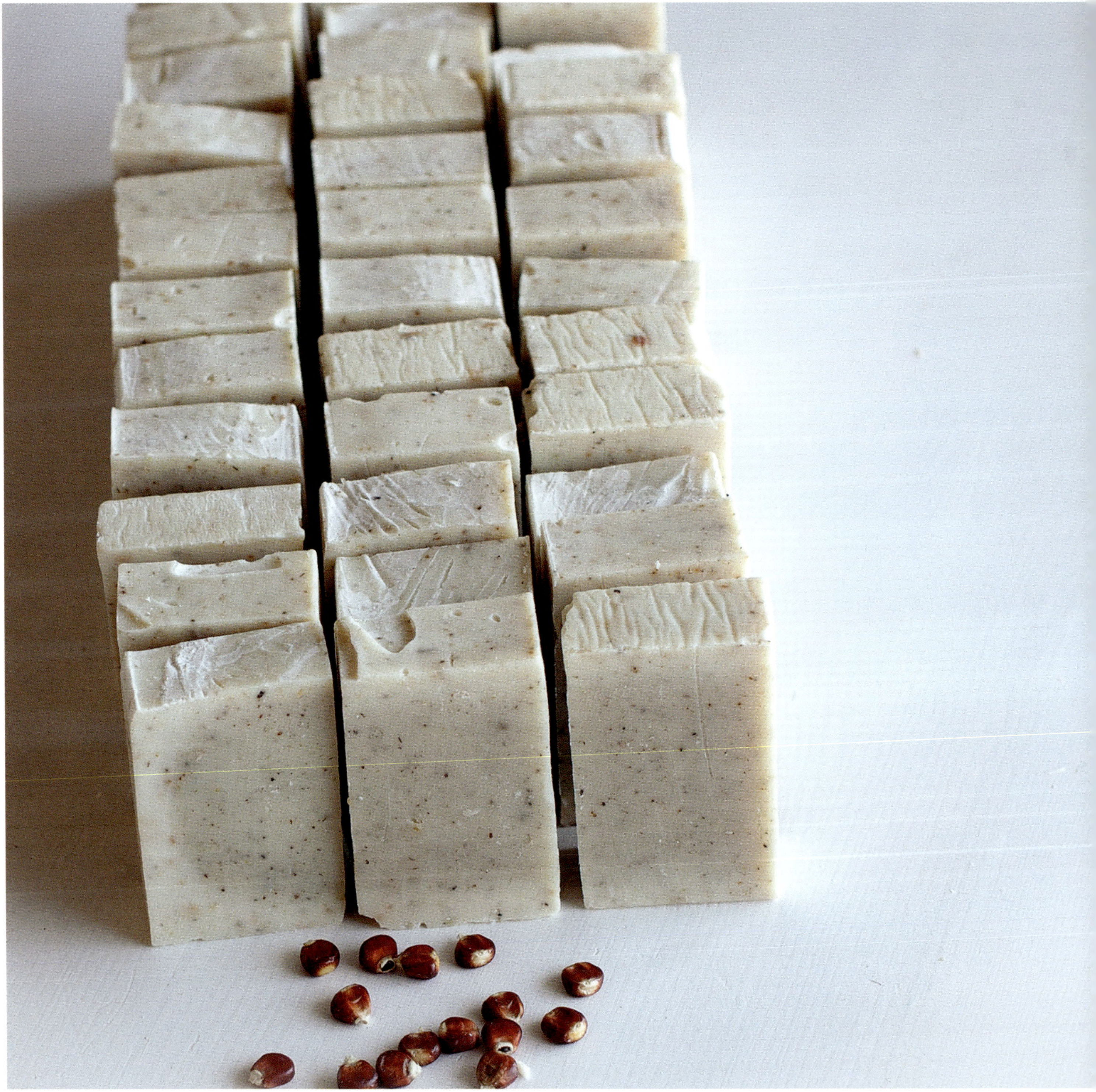

Das hässliche Entlein

7 % rückfettend ohne Palmöl

>>> In vielen Gebieten Frankreichs ist die Herstellung von „foie gras“ („Stopfleber“) eine fest verankerte Tradition, und Sie sollten dort kein Problem haben, sich reines und ungesalzenes Entenfett besorgen zu können. Für dieses Rezept mahle ich Maiskörner, um einen Peeling-Effekt zu erhalten. Ich nehme hierfür den so genannten „Grand roux“, eine alte Maissorte aus dem Baskenland, die vor allem durch ihre lebendige rote Farbe und ihre Körner auffällt.

600 g geklärtes Entenfett (siehe S. 24)
150 g Kokosöl
250 g Sonnenblumenöl

134 g Ätznatron
340 g Wasser

15 g ätherisches Zedernholzöl (1 Teil)
30 g ätherisches Wacholderöl (2 Teile)

1 Esslöffel getrocknete und gemahlene Maiskörner (wahlweise)

- Das Natron wiegen und in 340 g Wasser auflösen. Beiseitestellen.

- Das Enten- und Kokosfett schmelzen und dann das Sonnenblumenöl beigeben.

- Während die Natronlaugenlösung und die Öle abkühlen, die ätherischen Öle wiegen und die Maiskörner mahlen. Diese dann zu den ätherischen Ölen geben.

- Wenn beide Mischungen eine Temperatur von ungefähr 45 °C erreicht haben, die Natronlaugenlösung in die Öle gießen. Gut vermischen, bis sich die „Spur“ bildet.

- Die ätherischen Öle mit dem Mais hinzugeben, gut vermischen und dann in die Form Ihrer Wahl geben.

Maghreb

5 % rückfettend ohne Palmöl

>>> Dieses Rezept ist von den wunderbaren Zutaten, die Nordafrika uns eröffnet, inspiriert. Der maghrebinische Basar bietet ein buntes Durcheinander: so den Lavaerde-Ton, einen wahren Schatz aus dem Atlasgebirge; das Schwarzkümmelöl, ein Star unter den Gewürzen, der aus den arabischen Arzneibüchern nicht wegzudenken ist; die Essenz der wunderbar erfrischenden Grünen Minze; Zedernholz und herrliche Mandarinen.
Und wie im Hammam [orientalisches Dampfbad] vervollständigt die feine Note eines auf Schwarzkümmelkörnern basierendes Peeling dieses sehr ... orientalische Erscheinungsbild!

300 g Kokosöl
530 g Olivenöl
60 g Schwarzkümmelöl
60 g Pflaumenöl
50 g Marillenkernöl

143 g Ätznatron
320 g Wasser

4 g ätherisches Grünes Minzenöl – *Mentha viridis* – (1 Teil)
8 g ätherisches Zedernholzöl (2 Teile)
32 g ätherisches Mandarinenöl (8 Teile)

10 g Lavaerde
1 oder 2 Kaffeelöffel gemahlene Schwarzkümmelkörner

- Das Natron wiegen und in 320 g Wasser auflösen. Beiseitestellen.
- Das Kokosfett schmelzen und dann die flüssigen Öle dazugeben (Olive, Schwarzkümmel, Pflaume, Marille).
- Während die Natronlaugenlösung und die Öle abkühlen, die ätherischen Öle wiegen und die anderen Zutaten vorbereiten: Die Lavaerde mit einer ganz kleinen Menge Wasser vermischen, sodass eine breiige Masse entsteht, und dann die gemahlenen Schwarzkümmelkörner hinzugeben.
- Wenn beide Mischungen eine Temperatur von ungefähr 45 °C erreicht haben, die Natronlaugenlösung in die Öle gießen. Dann den Brei mit den Körnern dazugeben. Gut umrühren, bis sich die „Spur“ bildet.
- Die ätherischen Öle beimengen, gut vermischen und dann in die Form Ihrer Wahl geben.
- Mindestens 5 Wochen trocknen lassen.

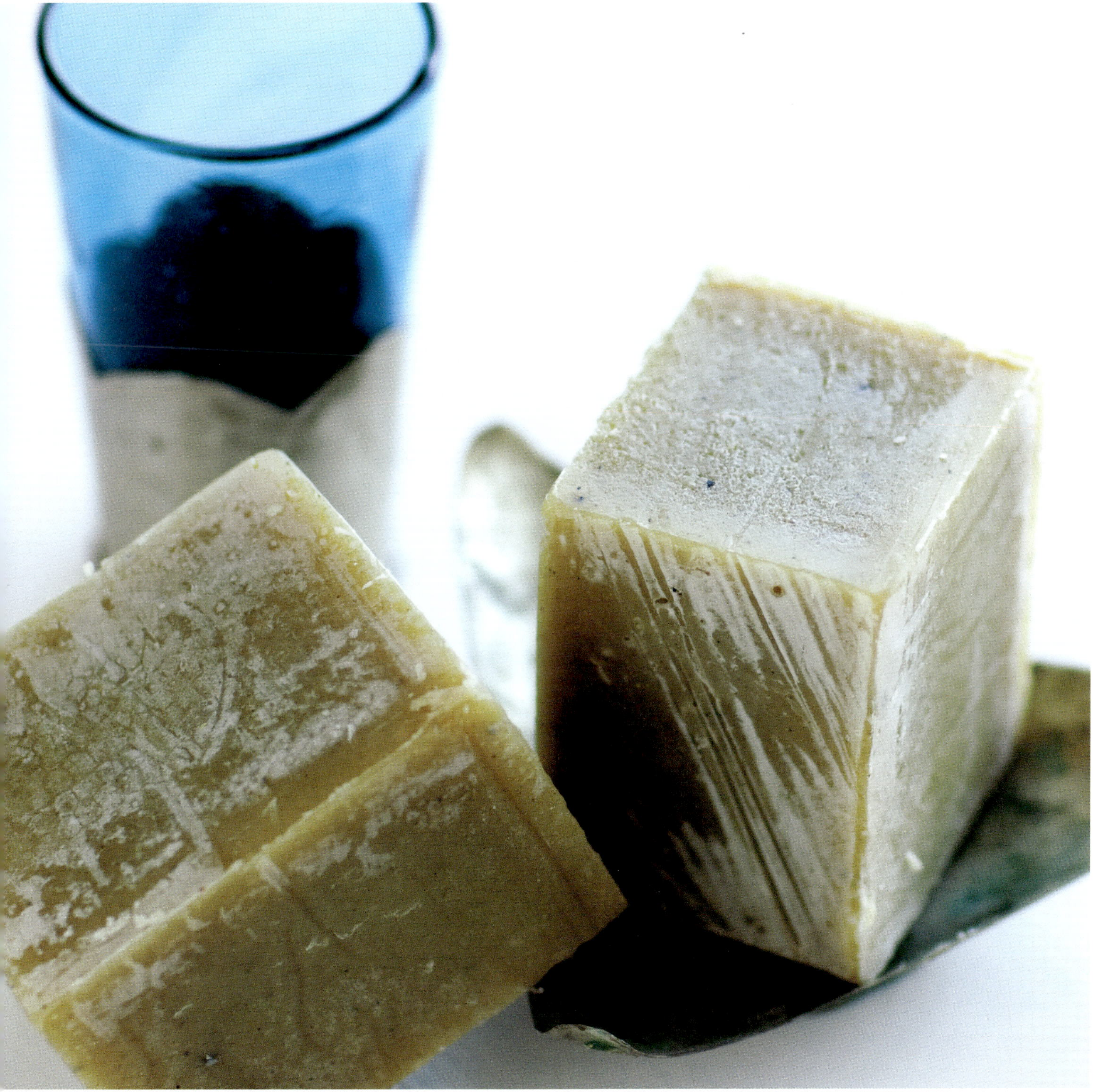

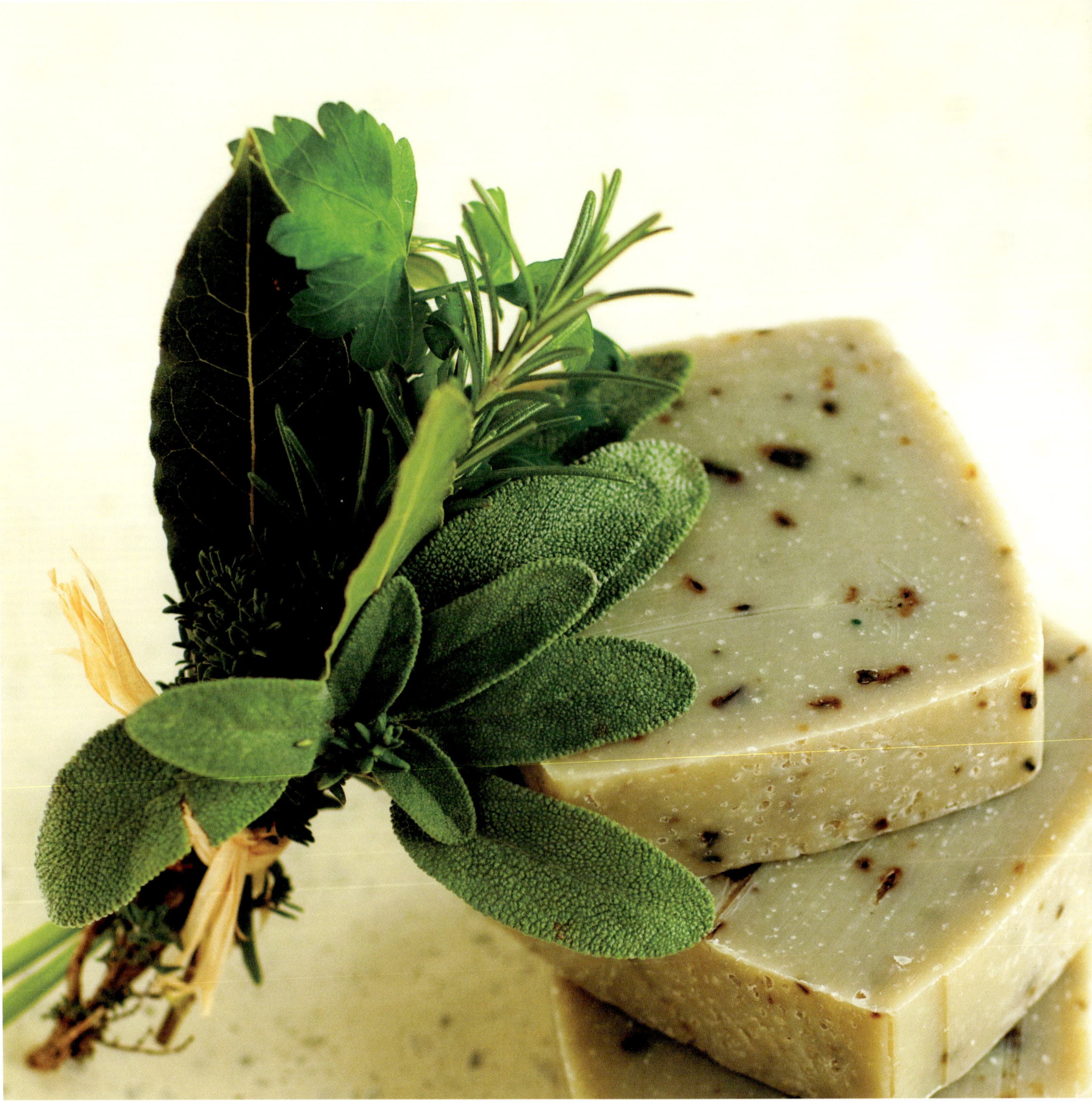

Kräutersträußchen

7 % rückfettend ohne Palmöl

200 g Kokosöl
650 g Olivenöl
50 g in Rapsöl eingelegter Thymian (oder Rosmarin, Salbei etc., siehe S. 33)
50 g Nachtkerzenöl
50 g Borretschöl

134 g Ätznatron
330 g Salbei und Schachtelhalm-Aufguss

10 g ätherisches Ingweröl (1 Teil)
10 g ätherisches Korianderöl – *Coriandrum sativum* – (1 Teil)
30 g ätherisches Zitronenöl (3 Teile)

½ Kaffeelöffel grüne Tonerde
1 Esslöffel Oregano oder getrocknete Petersilie

Das sollten Sie beachten!
Bei diesem Rezept beträgt die Trocknungszeit mindestens 5 Wochen.

››› Das ist die Gelegenheit, das Potential Ihres Kräutergartens auszuschöpfen. Dieses Rezept veranschaulicht alle Arten, wie man Pflanzen in eine Seife einarbeiten kann, sei es wegen ihrer Farbe, ihrer Textur oder ihrer heilenden Kräfte. Zusätzlich zu der angenehmen Duftnote, die das wunderbare Borretsch und das Nachtkerzenöl entwickeln, bietet Ihnen diese Seife auch außergewöhnliche kosmetische Eigenschaften.

- Das Thymian-Mazerat mindestens 2 Tage vor der Seifenherstellung vorbereiten.
- Das Natron wiegen und in 330 g abgekühltem Tee auflösen. Beiseitestellen.
- Das Kokosfett schmelzen und dann die flüssigen Öle beimengen (eingelegtes Raps, Olive, Nachtkerze, Borretsch).
- Während die Natronlaugenlösung und die Öle abkühlen, die ätherischen Öle wiegen und die anderen Zutaten vorbereiten: Den Ton in wenig Wasser auflösen, sodass ein Brei entsteht.
- Wenn die Natronlaugenlösung und die Öle eine Temperatur von ungefähr 44 °C erreicht haben, die Natronlaugenlösung in die Öle gießen. Den Ton vor dem Mixen hinzufügen. Gut umrühren, bis sich die „Spur“ bildet.
- Um die trockenen Zutaten nicht zu zermahlen, den Mixer beiseitelegen und den Schneebesen verwenden, um die ätherischen Öle und den getrockneten Oregano beizumischen. Gut vermischen und dann in die Form Ihrer Wahl geben.

Kleiner Schiffsjunge

15 % rückfettend ohne Palmöl

1000 g Kokosöl

161 g Ätznatron
350 g Wasser

13 g ätherisches Zedernöl (1 Teil)
38 g ätherisches Bergamotteöl (3 Teile)

2 Kaffeelöffel getrocknete Algen (und gemahlen, wenn zu grob)
½ Kaffeelöffel Spirulina in Pulverform

Hätten Sie das gewusst?
Der üppige Schaum dieser Seife rührt vom hohen Prozentsatz an Kokosöl in diesem Rezept. Ich habe bewusst den Rückfettungsprozentsatz erhöht, um der eher austrocknenden Wirkung dieses Fettes auf der Haut entgegenzuwirken.

>>> Es handelt sich hierbei um die einzige Seife, die bei Kontakt mit Meereswasser Schaum bildet. Durch den hohen Prozentsatz an ungesättigten Fettsäuren kann es sein, dass sich die „Spur" schnell bildet. Es ist nun an der Zeit, das beste Kokosöl, das Sie nur finden können, zu verwenden, um diese Seife später einem befreundeten Hochseesportsegler schenken zu können.

- Das Natron wiegen und in 350 g Wasser auflösen. Beiseitestellen.

- Das Kokosfett schmelzen und beiseitestellen.

- Während die Natronlaugenlösung und das Öl abkühlen, die ätherischen Öle wiegen und die anderen Zutaten vorbereiten: Das Spirulina-Pulver mit einem Esslöffel Wasser auflösen und die getrockneten Algen, wenn nötig, mit einer Kaffeemühle mahlen.

- Wenn die beiden Mischungen eine Temperatur von ungefähr 40 °C erreicht haben, die Natronlaugenlösung in die Öle gießen und gut vermischen, bis die „Spur" anfängt sich abzuzeichnen. Die ätherischen Öle hinzugeben und erst danach ein Drittel der Mischung in ein anderes Gefäß geben. Die aufgelösten Spirulina hier dazugeben und gut vermischen.

- Die beiden Mischungen gleichzeitig oder nacheinander in die Form gießen: Hier wird die zweite Mischung auf der ganzen Oberfläche der Form aus einer gewissen Höhe gegossen, damit sie gut in die Schicht der ersten Emulsion eindringen kann. Die Algen darüberstreuen. Ein großes Messer oder eine Gabel in die Emulsion stechen und Zick-Zack-Linien in der Masse ziehen, um den Marmoreffekt zu verstärken.

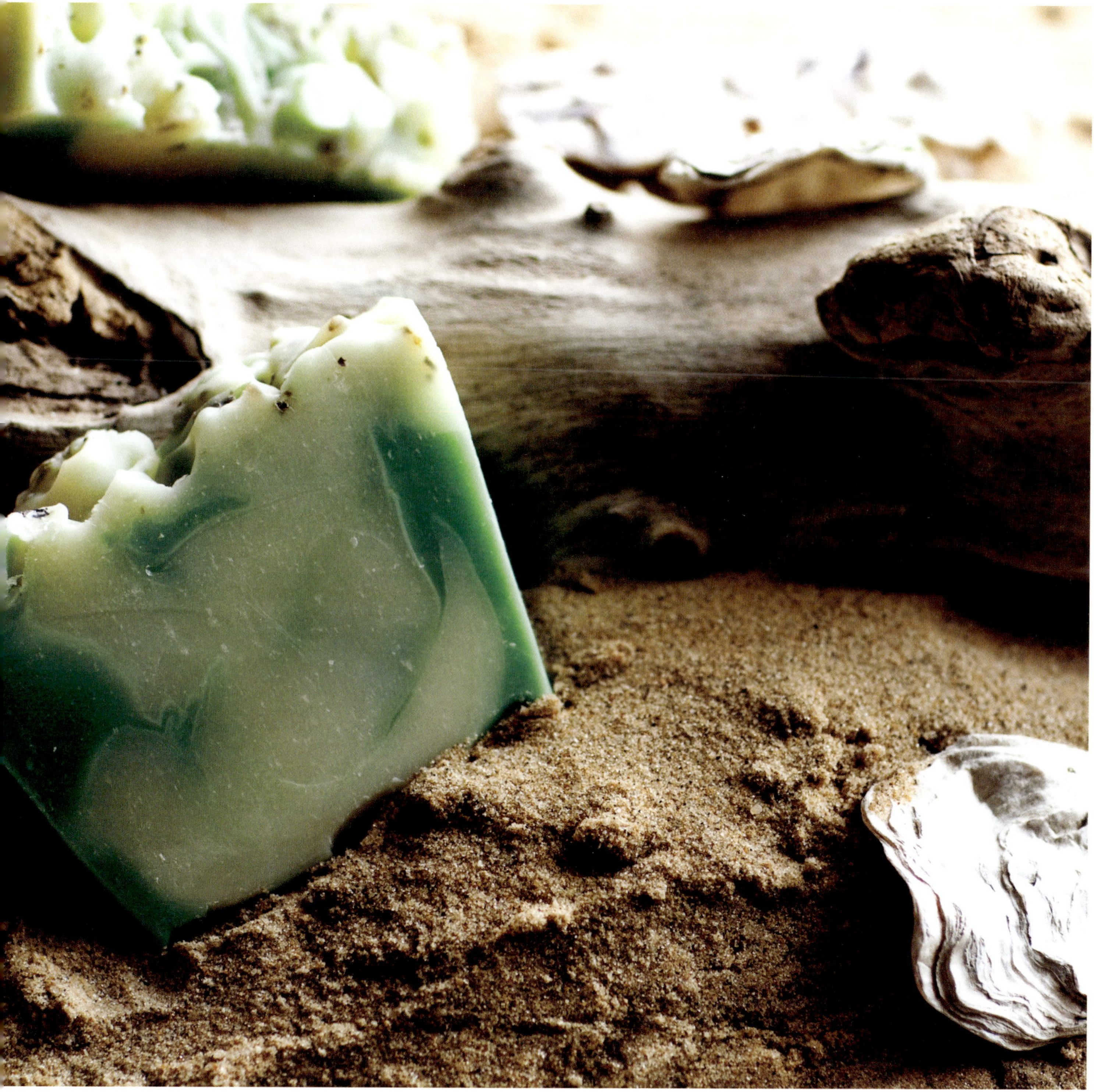

Schokolade und Creme

6 % rückfettend ohne Palmöl

>>> Hier eine einfache Technik für zweifarbige Seifen. Sie besteht aus zwei Rezepten, die nacheinander, innerhalb eines kurzen Zeitraumes, gemacht werden. Der dunkle, mit Schokolade gefärbte Teil, macht zwei Drittel des ganzen Rezeptes aus und steht in starkem Kontrast zu dem nichtgefärbten Teil. Natürlich handelt es sich hierbei um eine extravagante Seifenkreation für Naschkätzchen, und die Wahl der Farben steht Ihnen nach Lust und Laune offen. Aber Sie sollten wissen, dass der zarte würzige Zimt-Duft dieses „Schokoladen"-Seifenstücks ein wahrer Genuss ist.

Mit Schokolade gefärbter Teil
133 g Kokosöl
67 g Kakaobutter
400 g Olivenöl
67 g Sonnenblumenöl

90 g Ätznatron
130 g Wasser

103 g Sojamilch
1 Kaffeelöffel Kakaopulver

5 g ätherisches Zimtöl (1 Teil)
15 g Orangenöl süß (3 Teile)

Hätten Sie das gewusst?
Durch die Anwendung von Sojamilch lässt sich diese Kreation unter die Milchseifen einordnen … für die Veganer natürlich!

- Wiegen Sie das Natron und lösen Sie es in 130 g Wasser auf. Beiseitestellen.

- Das Kokosfett und die Kakaobutter schmelzen und dann das Oliven- und Sonnenblumenöl hinzugeben.

- Die Sojamilch in einem Glas abmessen, das Kakaopulver dazugeben und in einem Wasserbad leicht erwärmen. Mit einer Gabel gut vermischen, um etwaige Klumpen aufzulösen. Beiseitestellen.

- Während die Natronlaugenlösung und die Öle abkühlen, die ätherischen Öle wiegen.

- Wenn beide Mischungen eine Temperatur von ungefähr 45 °C erreicht haben, die Natronlaugenlösung in die Öle gießen und gut vermischen. Sobald die Emulsion mit dem Schneebesen homogen gerührt ist und vor Einsatz des Mixers die lauwarme Sojamilch beimengen. Dann das Ganze mixen, bis sich die „Spur" herausbildet.

Die ätherischen Öle dazugeben und dann das Ganze in die Form gießen. Keine Frischhaltefolie über die Seifenoberfläche geben. Das Ganze mit einem Tuch bedecken, damit die Mischung, während die zweite Schicht vorbereitet wird, warm gehalten wird.

Ungefärbter Teil
100 g Kokosöl
200 g Olivenöl
33g Süßmandelöl

46 g Ätznatron
110 g Wasser

6 g ätherisches Zimtöl

Etwas gemahlener Kaffee

Das Natron wiegen und in 110 g Wasser auflösen. Beiseitestellen.

Das Kokosfett schmelzen und das Oliven- und Süßmandelöl dazugeben.

Das ätherische Öl wiegen, wenn die Natronlaugenlösung und die Öle abkühlen.

Wenn beide Mischungen eine Temperatur von ungefähr 45 °C erreicht haben, die Natronlaugenlösung in die Öle gießen und gut vermischen. Die Emulsion mit dem Schneebesen schlagen und, sobald dieses homogen ist, den Mixer benutzen, bis sich die „Spur" zu bilden anfängt.

Das ätherische Öl beigeben, gut vermischen und in die Form auf den schokoladenen Teil gießen. Mithilfe eines rostfreien Siebes den gemahlenen Kaffee auf die Seifenoberfläche streuen.

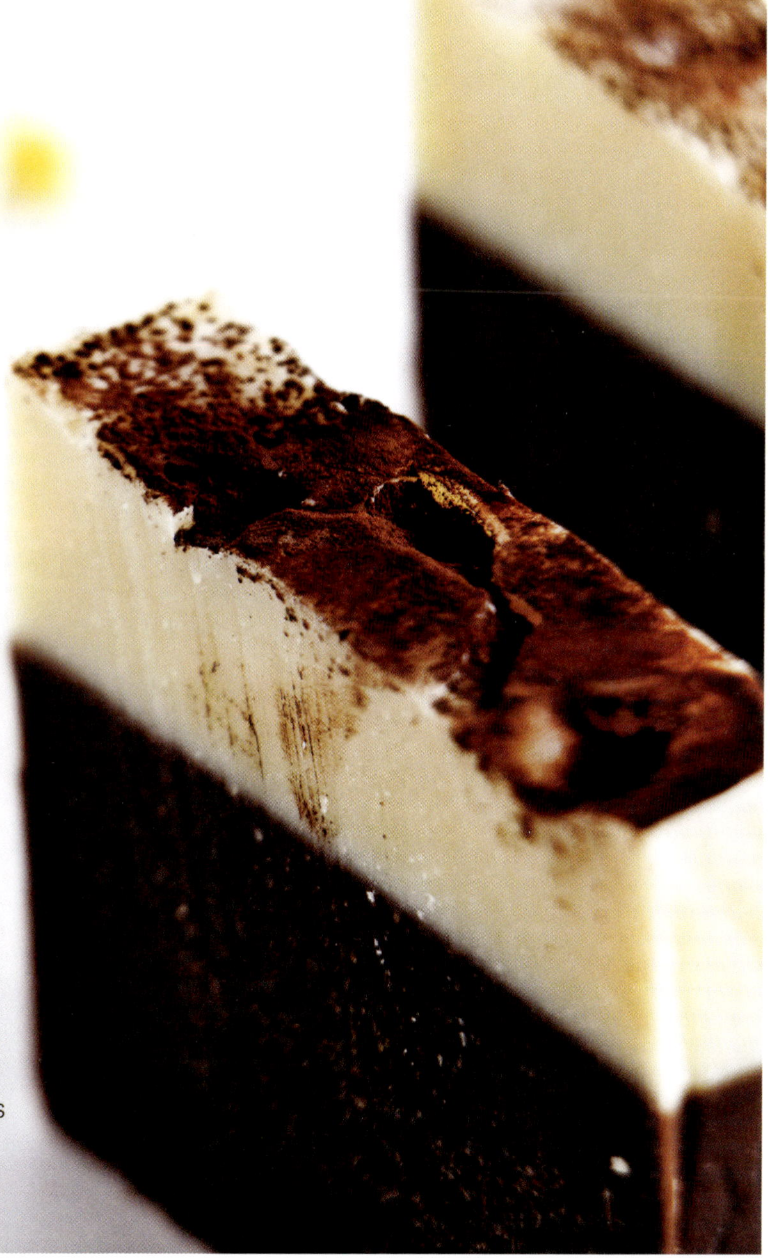

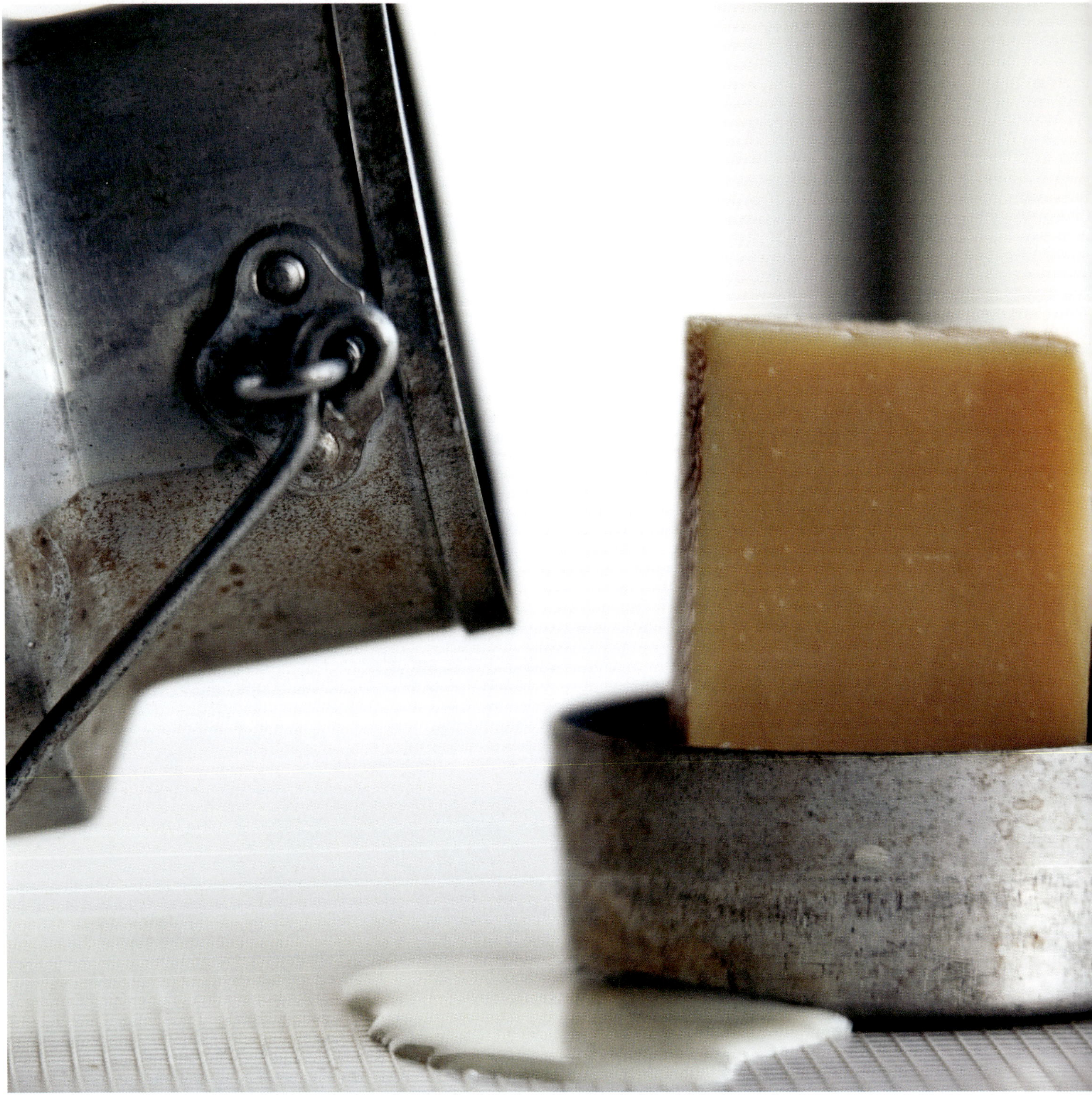

Sehr milchige Seife

5 % rückfettend ohne Palmöl

››› Die Milchseife ist ein wahrer Segen für Leute mit einer trockenen und sensiblen Haut. Nehmen Sie die Milch, die Ihnen am meisten zusagt und die Sie sich am einfachsten besorgen können: sei von der Ziege, der Kuh, dem Schaf, der Stute oder vom Esel. Sie können diese Seife so parfümieren wie sie wollen, aber vermeiden Sie ätherische Öle, wenn die Seife für empfindliche Haut bestimmt sein sollte.

200 g Kokosöl
600 g Olivenöl
100 g Rapsöl
100 g Sonnenblumenöl

136 g Ätznatron
220 g Wasser

120 g Bauernmilch nach Wahl

- Das Natron wiegen und in 220 g Wasser auflösen. Beiseitestellen.

- Das Kokosfett schmelzen und die flüssigen Öle dazugeben (Olive, Raps, Sonnenblume).

- Während die Natronlaugenlösung und die Öle abkühlen, die ätherischen Öle und die Milch wiegen. Die Milch in einem Wasserbad leicht anwärmen.

- Wenn das Natron und die Öle eine Temperatur von ungefähr 40 °C erreicht haben, die Natronlaugenlösung in die Öle gießen und vermischen. Vor Nutzung des Mixers die Milch hinzugeben. Gut vermischen, bis sich die „Spur" bildet. In die Form Ihrer Wahl geben.

Buddha-Seife

6 % rückfettend

>>> Meine Begeisterung für Südostasien und insbesondere Thailand hat mich bei dieser Seife sehr stark inspiriert. Seit Jahrhunderten für die Hautpflege genutzt, feiert der Reis seine große Rückkehr in die moderne Kosmetik. In diesem exotischen Rezept benutze ich ihn in verschiedenen Formen, nämlich als Reismilch, Reismehl und Reiskleieöl. Der würzige Anisgeruch des Basilikums harmoniert wunderbar mit dem Zitronengras, einem in der thailändischen Küche sehr beliebten Aroma.

280 g Palmöl
260 g Kokosöl
40 g Kakaobutter
310 g Olivenöl
110 g Reiskleie

141 g Ätznatron
240 g Wasser

13 g ätherisches Sandelholzöl (1 Teil)
13 g ätherisches Zitronengrasöl (1 Teil)
25 g ätherisches Basilikumöl (2 Teile)

100 g Reismilch
1 Esslöffel zu Mehl zermahlener Reis
1 Kaffeelöffel Kurkumapulver

- Das Natron wiegen und in 240 g Wasser auflösen. Beiseitestellen.

- Das Kokos- und Palmfett wie auch die Kakaobutter schmelzen und dann das Olivenöl mit dem Reiskleieöl hinzugeben.

- Während die Natronlaugenlösung und die Öle abkühlen, die ätherischen Öle wiegen und die anderen Zutaten vorbereiten: Das Kurkumapulver in der Reismilch auflösen und leicht erwärmen. Das Reismehl direkt den ätherischen Ölen beimengen.

- Wenn beide Mischungen eine Temperatur von ungefähr 45 °C erreicht haben, die Natronlaugenlösung in die Öle gießen. Vor Benutzung des Mixers die Reismilch mit dem Kurkuma hinzugeben. Gut vermischen, bis sich die „Spur" bildet.

- Die ätherischen Öle vermengt mit Reismehl hinzugeben, gut vermischen und in die Form gießen.

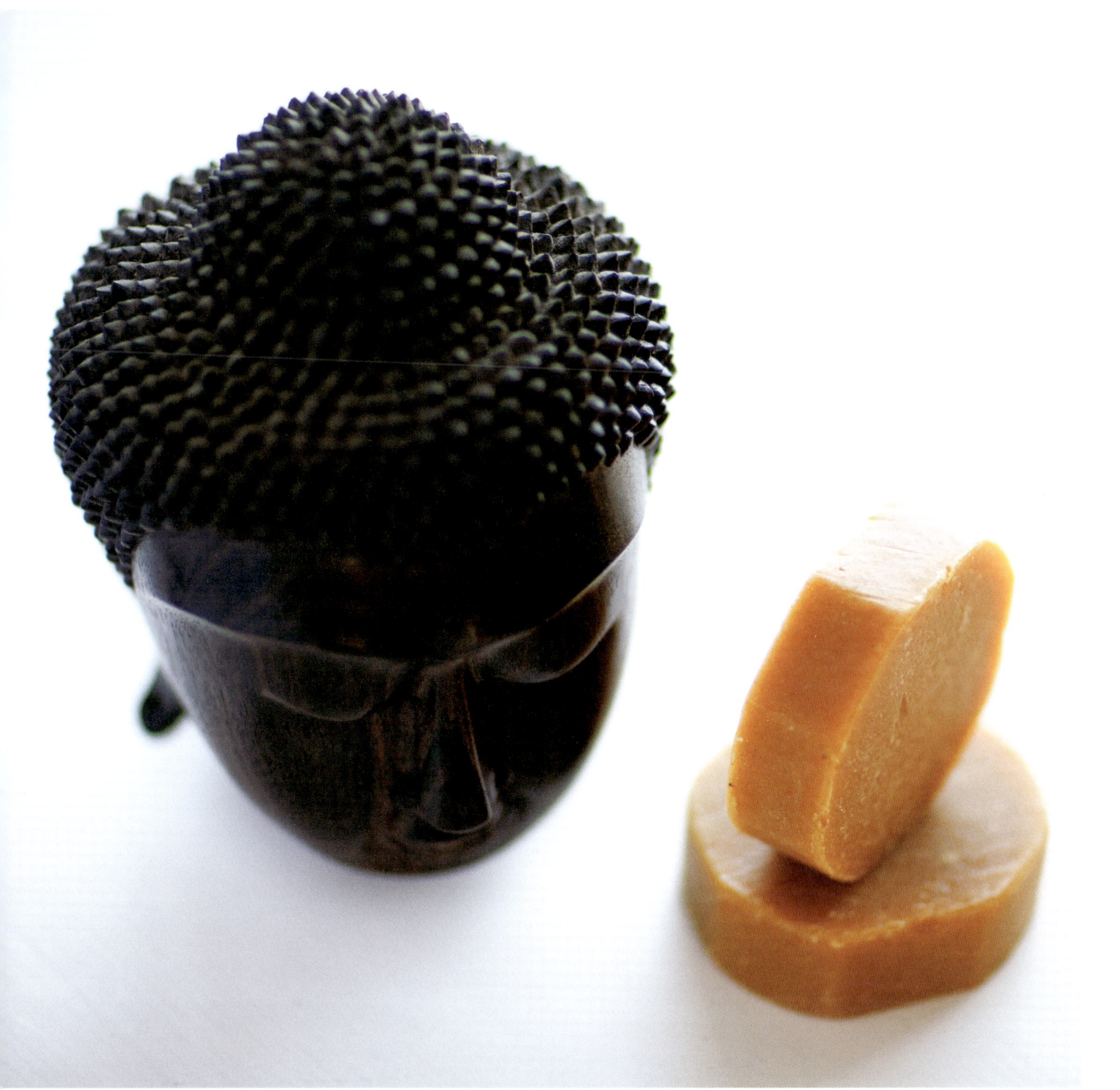

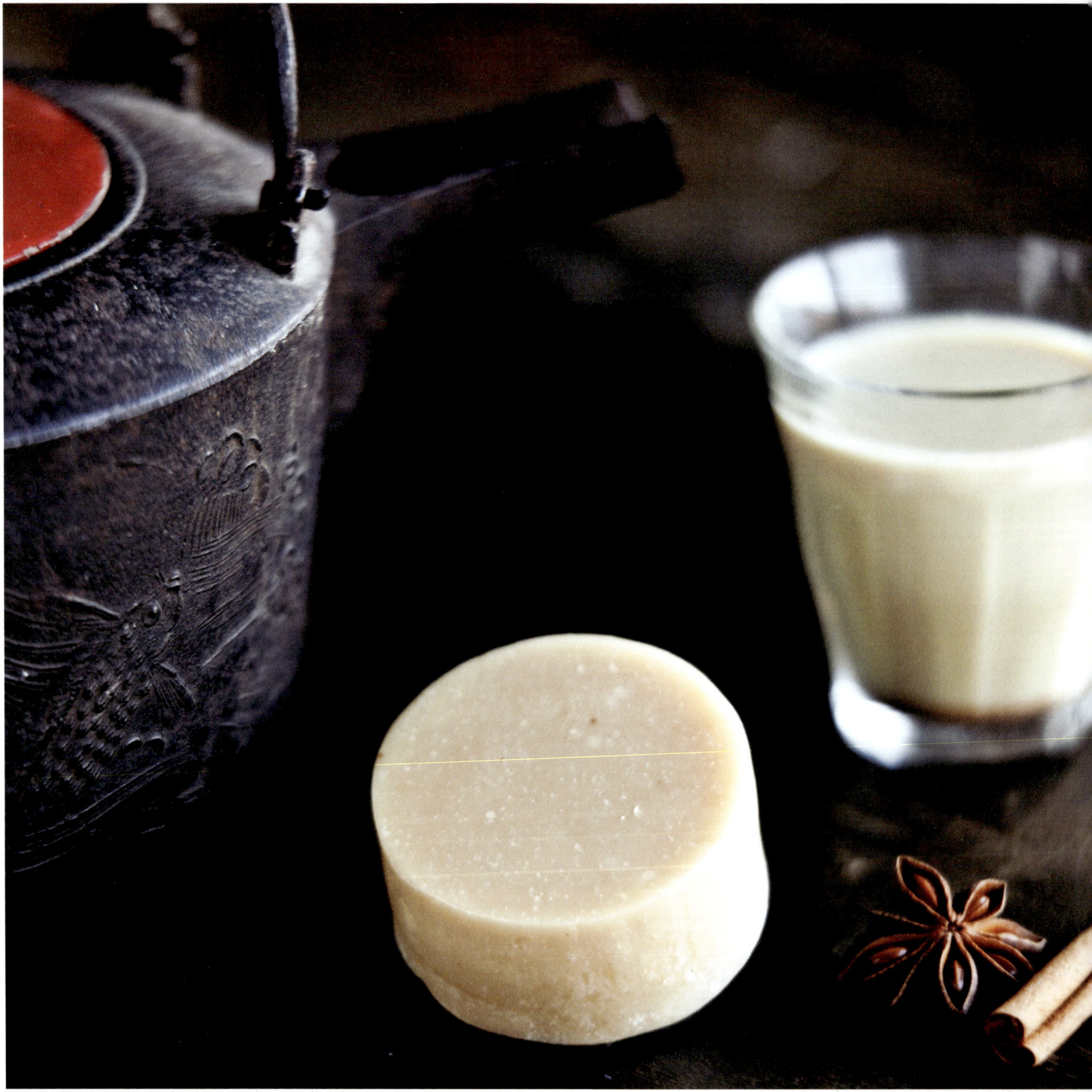

Eine Tasse Tee

6 % rückfettend ohne Palmöl

>>> Da wir diesen süßen und sehr würzigen indischen Tee innig lieben, ist es ganz normal, dass wir ihm eine Seifenkreation widmen. Verwendet wird er dennoch mit einigen anderen Ingredienzien, damit das Seifenstück noch besser gelingt! Die Kombination aus Tee, Gewürzen und Honig ergibt einen sanften beigen Farbton, der perfekt zum süßen und würzigen Geruch des Seifenstückes passt. Durch die Zugabe von Honig und ätherischem Gewürznelkenöl beschleunigt sich die Bildung der „Spur" beträchtlich. Um den Prozess etwas zu verlangsamen, wurde die Gesamtmenge der Flüssigkeiten dieses Rezeptes (Wasser und Milch) auf 37 % angehoben.

250 g Kokosöl
100 g Kakaobutter
20 g Bienenwachs
530 g Olivenöl
50 g Sesamöl
50 g Süßmandelöl

137 g Ätznatron
260 g Wasser

110 g Mandelmilch
1 Kaffeelöffel schwarzer Tee
1 Kaffeelöffel gemahlene Gewürze (Kardamom, Gewürznelke, Sternanis, Ingwer)
20 g Honig

4 g ätherisches Kardamomöl (1 Teil)
4 g ätherisches Zimtöl (1 Teil)
4 g ätherisches Ingweröl (1 Teil)
4 g ätherisches Gewürznelkenöl (1 Teil)
4 g ätherisches Muskatnussöl (1 Teil)

- Das Natron wiegen und in 260 g Wasser auflösen. Beiseitestellen.

- Das Kokosfett, die Kakaobutter und das Bienenwachs schmelzen und dann die flüssigen Öle hinzugeben (Olive, Sesam, Süßmandel).

- Während die Natronlaugenlösung und die Öle abkühlen, die Mandelmilch, den Tee, die gemahlenen Gewürze und den Honig vermischen. Alles erhitzen (aber ohne es zu kochen) und dann auf Raumtemperatur abkühlen lassen.

- Die ätherischen Öle wiegen.

- Wenn das Natron und die Öle eine Temperatur von ungefähr 44 °C erreicht haben, die Natronlaugenlösung in die Öle geben. Bevor das Ganze gemixt wird, die Mandelmilch mit den aufgebrühten Gewürzen hinzugeben. Gut vermischen, bis sich die „Spur" bildet.

- Die ätherischen Öle dazugeben. Gut vermischen und in die Form Ihrer Wahl geben.

Für unsere Tierfreunde

6 % rückfettend

>>> Der Niembaum, auch Niem genannt, besitzt eine Vielzahl von therapeutischen Eigenschaften, und man kombiniert ihn gerne mit ätherischen Ölen, die eine insektenvertreibende Wirkung besitzen. Das schwarze und eher dickflüssige Niemöl ist ein wichtiger Bestandteil dieser einzigartigen Seife. Sein starker Geruch verschwindet bei der chemischen Reaktion der Verseifung und der Beimischung der ätherischen Öle. Diese Seife eignet sich als Pflegeshampoo genauso gut für den Hund wie auch für das Pferd oder den Esel der Familie.

300 g Kokosöl
250 g Palmöl
50 g Niemöl
300 g Olivenöl
50 g Hanföl
50 g Rizinusöl

143 g Ätznatron
340 g Wasser

5 g ätherisches Zedernöl (1 Teil)
5 g ätherisches Litsea-Cubeba-Öl (1 Teil)
20 g ätherisches australisches Teebaumöl (4 Teile)
20 g ätherisches Eukalyptus-Globulus-Öl (Blauer Eukalyptus) (4 Teile)

1 Kaffeelöffel rote Tonerde

- Das Natron wiegen und in 340 g Wasser auflösen. Beiseitestellen.

- Das Palm-, Niem- und Kokosfett schmelzen und dann die anderen flüssigen Öle hinzugeben (Olive, Hanf, Rizinus).

- Während die Mischungen abkühlen, die ätherischen Öle wiegen und den Ton in einem Esslöffel Wasser auflösen.

- Wenn beide Mischungen eine Temperatur von ungefähr 45 °C erreicht haben, die Natronlaugenlösung in die Öle geben und gut vermischen, bis sich die „Spur" leicht herausbildet.

- Die ätherischen Öle beimengen und einen oder zwei Schöpflöffel der Emulsion in ein anderes Gefäß geben und dort den aufgelösten Ton beigeben. Gut vermischen.

- Die gefärbte Emulsion aus einer gewissen Höhe wieder in das Hauptgefäß zurückgießen und dabei das Gefäß in alle Richtungen bewegen. Das Ganze schließlich in die Form Ihrer Wahl geben. Diese Technik nennt man „Im Topf marmorieren".

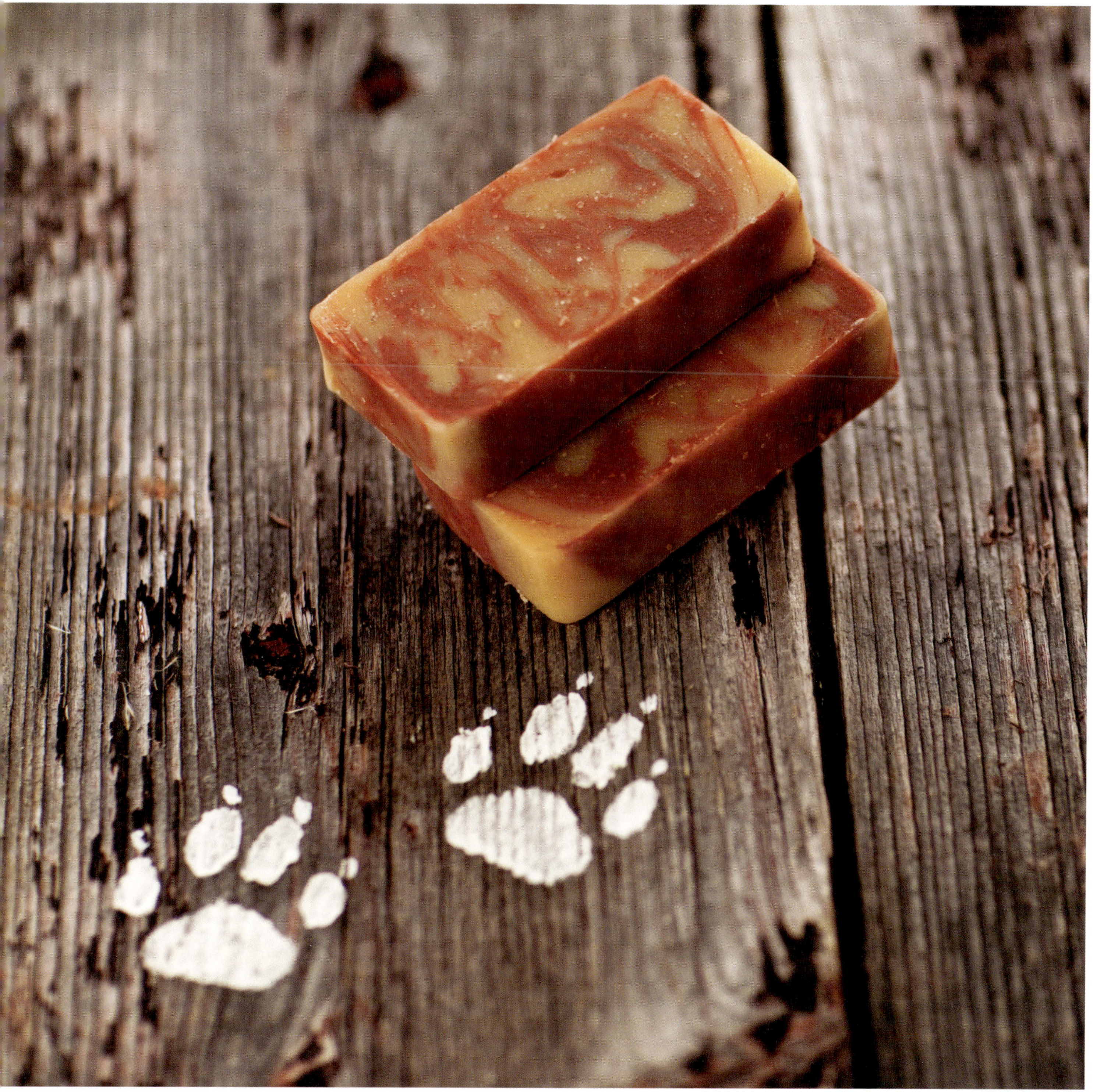

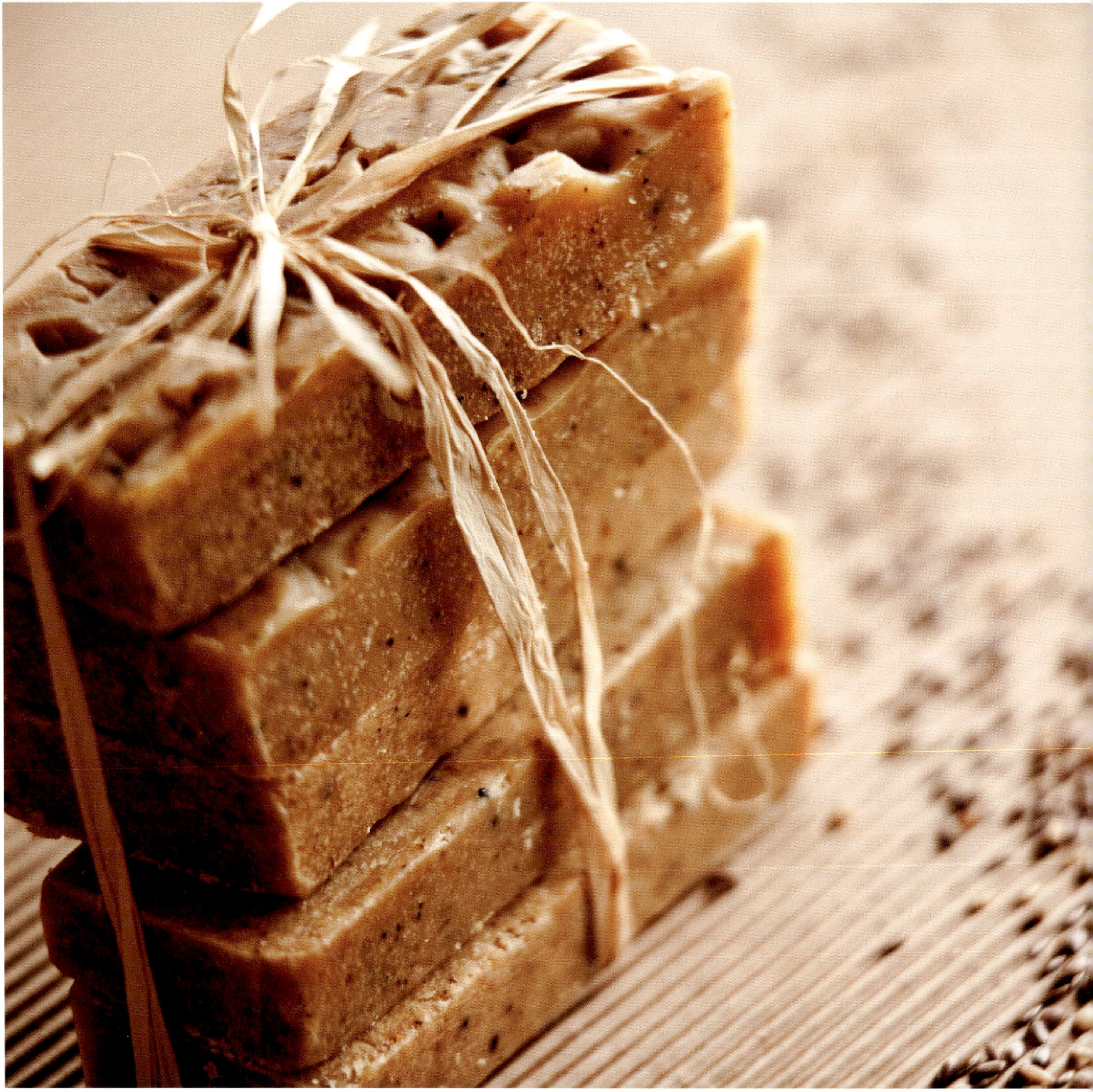

Getreide-Seife

5 % rückfettend

250 g Kokosöl
250 g Palmöl
350 g Olivenöl
50 g Sonnenblumenöl
50 g Süßmandelöl
50 g Weizenkeimöl

142 g Ätznatron
200 g Wasser

130 g Naturjoghurt aus Vollmilch
1 Esslöffel Ahornsirup (oder Honig)
1 Esslöffel gemahlene Leinsamen, Kürbis- und Sonnenblumenkerne
1 Esslöffel gemahlenes Getreide (Haferflocken und Weizenkleie)

4 g ätherisches Gewürznelkenöl (1 Teil)
8 g ätherisches Ylang-Ylang-Öl (2 Teile)
28 g ätherisches Bitterorangenöl (7 Teile)

››› Neben seinem Peeling-Effekt und seinem appetitlichen Aussehen verbirgt dieses facettenreiche Seifenstück außerdem viele Schätze in seinem Inneren. Sein süßlich-würziger Duft lädt zum Naschen ein und erinnert an Süßigkeiten, die in einem Schrank gut versteckt sind. Hier entsteht durch das Rezept ein ausgefallenes Müsli, das aus Leinsamen, Kürbiskernen, Sonnenblumenkernen und auch aus Haferflocken und Weizenkleie besteht.

- Das Natron wiegen und in 200 g Wasser auflösen. Beiseitestellen.

- Das Palm- und Kokosfett schmelzen und dann die anderen flüssigen Öle dazugeben (Olive, Sonnenblume, Süßmandel, Weizenkeim).

- Das Joghurt und den Ahornsirup (oder den Honig) in einem Glas messen und 2 Esslöffel hinzugeben, um das Ganze flüssiger zu machen. Mixen, bis sich eine schöne glatte Emulsion ergibt. Im Wasserbad leicht erwärmen.

- Während die Natronlaugenlösung und die Öle abkühlen, die ätherischen Öle wiegen.

- Die Fette und das Getreide zum verdünnten Joghurt mischen.

- Wenn beide Mischungen eine Temperatur von ungefähr 45 °C erreicht haben, die Natronlaugenlösung in die Öle gießen und gut vermischen. Sobald die Emulsion homogen ist und vor Einsatz des Mixers die lauwarme Joghurt-Körner-Mischung beimengen. Dann das Ganze mixen, bis sich die „Spur" herausbildet.

- Die ätherischen Öle hinzufügen, gut vermischen und dann in die Form geben.

Imker-Seife

5 % rückfettend ohne Palmöl

>>> Es macht wirklich großen Spaß, mehrere Produkte aus dem Bienenstock miteinander kombinieren zu können! Es entsteht dabei ein wunderbares Zusammenwirken. Je zahlreicher diese Imkerprodukte im Rezept vorhanden sind, desto höher ist die Chance, eine wunderbare Seife mit einem süßen Honigduft zu bekommen. Aus diesem Grund rate ich Ihnen, keine ätherischen Öle in diesem Rezept zu benutzen. Das Nussöl nährt trockene Haut, und die gemahlene Schale dieser Frucht erzeugt einen sanften Peeling-Effekt. Da das Bienenwachs und der Honig die Spurbildung beschleunigen, verwende ich eine größere Menge Wasser, um den Prozess zu verlangsamen.

280 g Kokosöl
60 g Bienenwachs
600 g Olivenöl
60 g Nussöl

137 g Ätznatron
350 g Wasser

30 g in 20 g Wasser aufgelöster Honig
1 Kaffeelöffel gemahlene Nussschalen
1 Kaffeelöffel tiefgefrorener, roher Propolis (wahlweise)

- Das Natron wiegen und in 350 g Wasser auflösen. Beiseitestellen.
- Das Kokosfett und das Bienenwachs schmelzen und dann das Oliven- und Nussöl hinzugeben.
- Während die Natronlaugenlösung und die Öle abkühlen, die Nussschalen zu feinem Pulver zermahlen und mithilfe von 1 oder 2 Löffel(n) heißem Öl zu einem Teig formen.
- Den Honig in einem Glas messen und mit 1 Esslöffel heißem Wasser auflösen.
- Wenn die Natronlaugenlösung und die Öle eine Temperatur von ungefähr 44 °C erreicht haben, die tiefgekühlte Propolis fein zermahlen und beiseite stellen.
- Die Natronlaugenlösung in die Öle gießen und vermischen. Den aufgelösten Honig dazugeben und gut vermischen, bis sich die „Spur" bildet. Die anderen Zusätze beimengen (Nussschale und Propolis), erneut vermischen und in die Form geben.

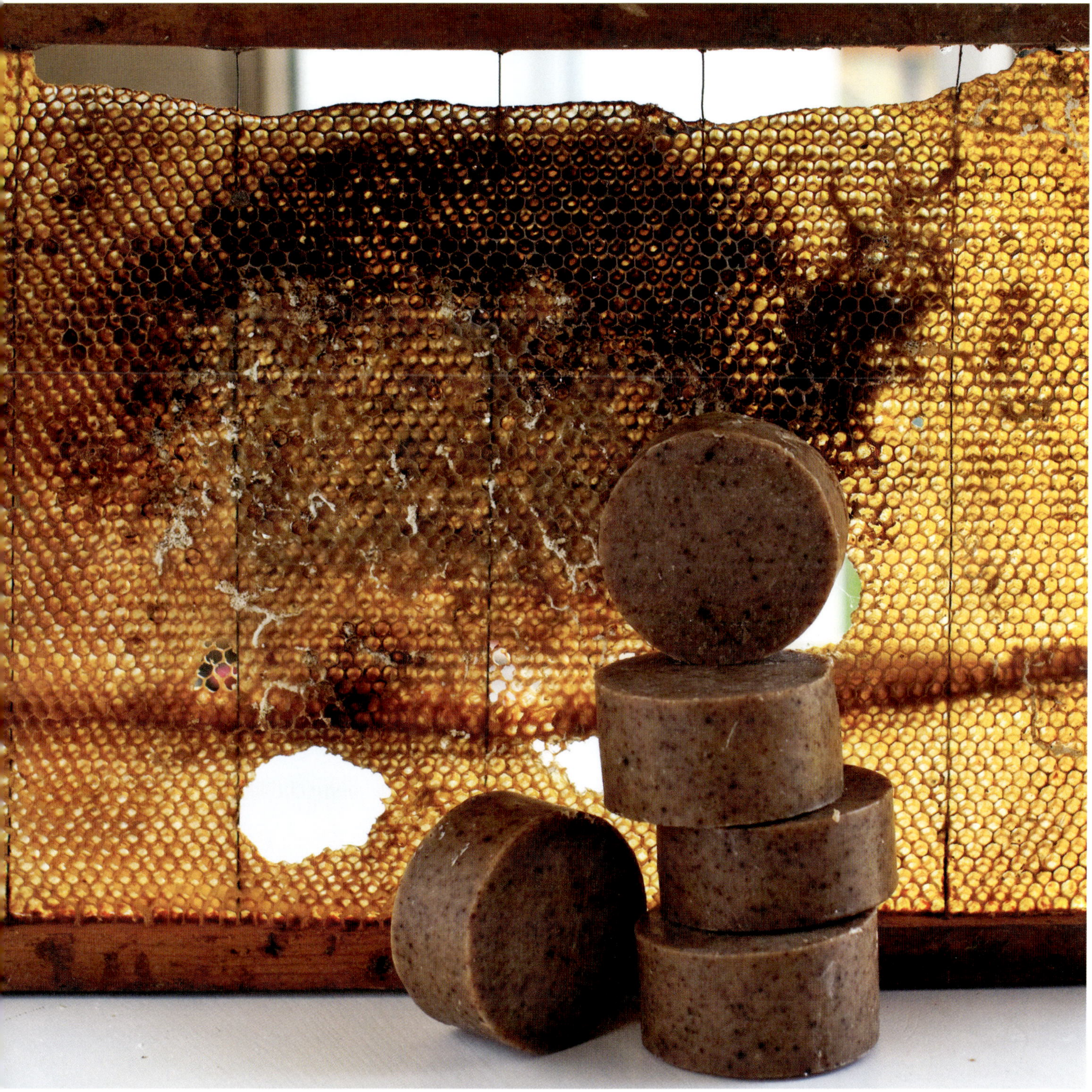

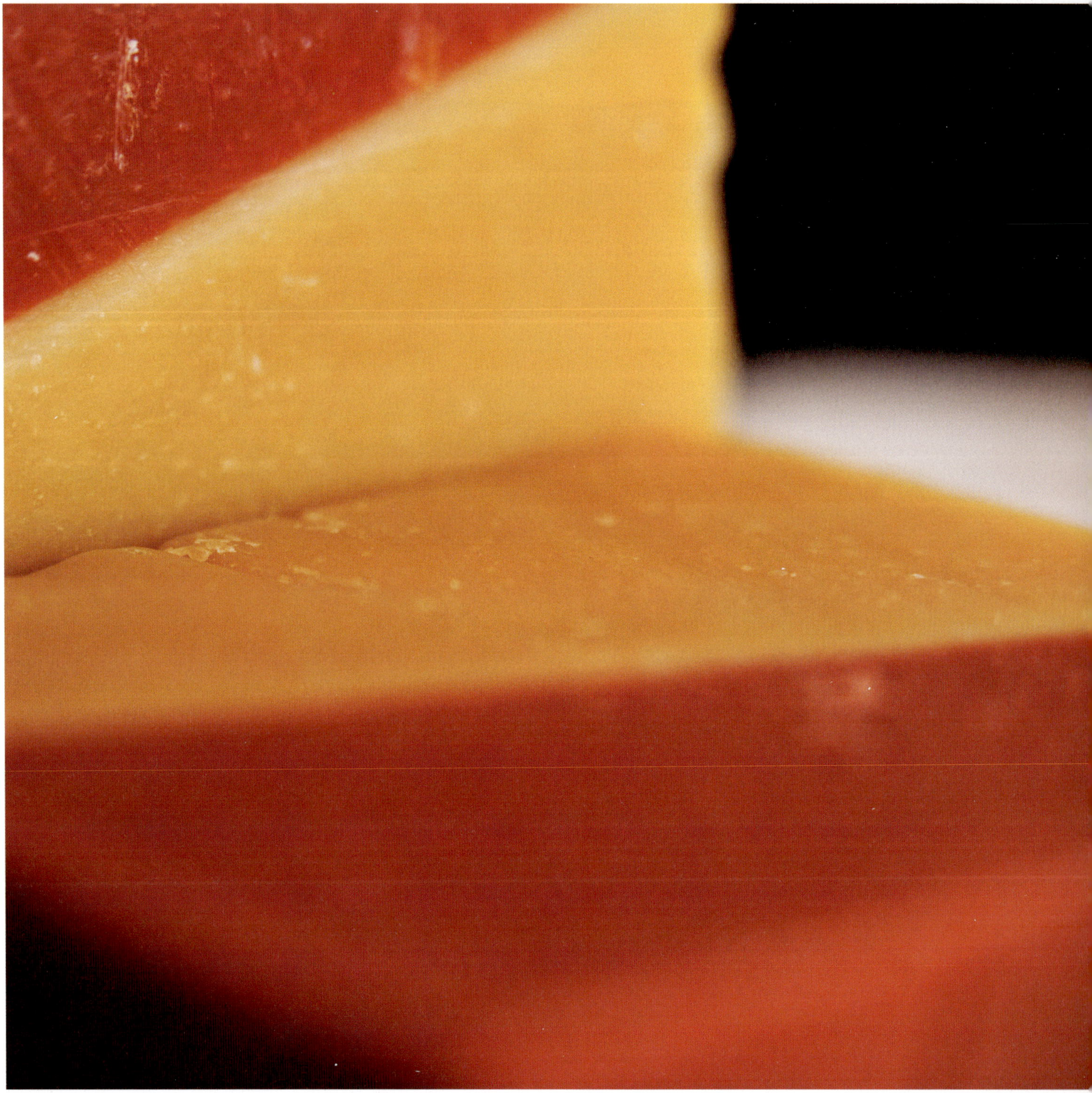

Seife Rot-Gelb

5 % rückfettend

››› Dieses Rezept bringt die Farben des Tons zur Geltung, indem eine zweifarbige Seife, ganz wie bei Schokolade und Creme (siehe S. 94), entsteht. Außerdem können Sie die Seifenform etwas schräghalten und dabei ein neues Seifendesign entwerfen. Aber nicht nur der ästhetische Aspekt macht aus dieser Seife ein erstklassiges Kosmetikprodukt: Das einheimische Leindotteröl ist außerordentlich reich an essentiellen Fettsäuren. Die Kombination des erdigen Patchouli-Parfüms mit dem sehr frischen Geruch der Minze und der süßlichen Note der Orange ergibt ein wunderbares Parfüm.

Roter Teil
300 g Palmöl
220 g Kokosöl
400 g Olivenöl
80 g Leindotteröl

140 g Ätznatron
340 g Wasser

4 g ätherisches Pfefferminzöl (1 Teil)
8 g ätherisches Patchouliöl (2 Teile)
16 g ätherisches Süßorangenöl (4 Teile)

6 g rote Tonerde

- Die Form bei Bedarf auskleiden und schräg hinstellen, indem man eine Kachel unter eine der Seiten schiebt. Vergewissern Sie sich, ob die Form stabil ist.

- Das Natron wiegen und in 340 g Wasser auflösen. Beiseitestellen.

- Das Kokos- und Palmfett schmelzen und dann das Oliven- und Leindotteröl dazugeben.

- Während die Natronlaugenlösung und die Öle abkühlen, die ätherischen Öle wiegen und die anderen Zutaten vorbereiten. Den roten Ton in einem Gefäß mit 1 Esslöffel Wasser auflösen.

- Wenn die beiden Mischungen eine Temperatur von ungefähr 40 °C erreicht haben, die Natronlaugenlösung in die Öle gießen und vermischen. Vor dem Mixen den aufgelösten roten Ton hinzugeben und gut vermischen, bis sich die „Spur" bildet.

- Die ätherischen Öle beimengen, gut vermischen und in die zuvor geneigte Form geben.

Gelber Teil

- Die gleichen Zutaten wie für den obigen Teil nehmen und nur den roten Ton durch gelben (6 g) ersetzen. Erneut die gleichen Anleitungsschritte ausführen.

- Vor Vermischung der Natronlaugenlösung mit den Ölen die Form wieder flach hinstellen. Die Zeit, die benötigt wird, um das zweite Rezept vorzubereiten, sollte reichen, dass die erste Seife in der Form fest genug werden kann.

Shampoo-Seife

6 % rückfettend

350 g Kokosöl
110 g Palmöl
40 g Sheabutter
300 g Olivenöl
100 g Rizinusöl
50 g Färberdistelöl
50 g Macadamiaöl

143 g Ätznatron
330 g schales Bier

4 g ätherisches Ackerminzeöl – *Mentha arvensis* – (1 Teil)
12 g ätherisches Rosmarinöl (3 Teile)
12 g ätherisches Lavandinöl – *Lavandula burnati briquet* – (3 Teile)

1 Eigelb bei Raumtemperatur

Praxistipp

Die Nutzung der Seife als Shampoo ist altüberliefert. Allerdings kann es sein, dass das einfache Spülen mit Wasser nicht reicht und die Haare spröde erscheinen. Um dem entgegenzuwirken, reicht es, eine Kanne mit einem Gemisch aus Wasser und einem Esslöffel Essig (Apfel) vorzubereiten und diese beim letzten Spülen zu benutzen. In den meisten Fällen gewöhnen sich die Haare nach ein paar Anwendungen daran.

››› Es handelt sich hierbei um ein ausgewogenes Rezept, das für alle Haartypen geeignet ist, aber auch wirksam gegen Schuppen ist und bei Kopfhautproblemen hilft. Achtung, das Bier darf keine Kohlensäure mehr beinhalten: Rechnen Sie mit 2 Tagen, bis es schal wird. Zusätzlich zum Bier (welches die Haare stärkt und ihnen gleichzeitig eine schönen Glanz verleiht, wird noch ein Eigelb verwendet, das reich an Proteinen ist, aber die Herstellung ein wenig erschwert: Machen Sie sich keine Sorgen, wenn Ihre Mischung anfangs ein wenig ungewohnt aussieht. Rühren Sie einfach weiter um, und alles wird gut verlaufen.

- Das Natron wiegen und in 330 g schalem Bier auflösen. Beiseitestellen.
- Das Palm- und Kokosfett sowie die Sheabutter schmelzen. **Eine Tasse Olivenöl aufsparen und beiseitestellen,** bevor Sie anschließend die flüssigen Öle dazugeben (Olive, Rizinus, Färberdistel, Macadamia).
- Das Eigelb in die Tasse mit dem Olivenöl dazugeben. Beiseitestellen.
- Während die Natronlaugenlösung und die Öle abkühlen, die ätherischen Öle wiegen.
- Wenn die beiden Mischungen eine Temperatur von ungefähr 40 °C erreicht haben, die Natronlaugenlösung in die Öle geben. Das geschlagene Eigelb vor Einsatz des Mixers dazugeben und gut vermischen, bis sich die „Spur" bildet.
- Die ätherischen Öle beimengen, gut vermischen und dann in die Form geben.

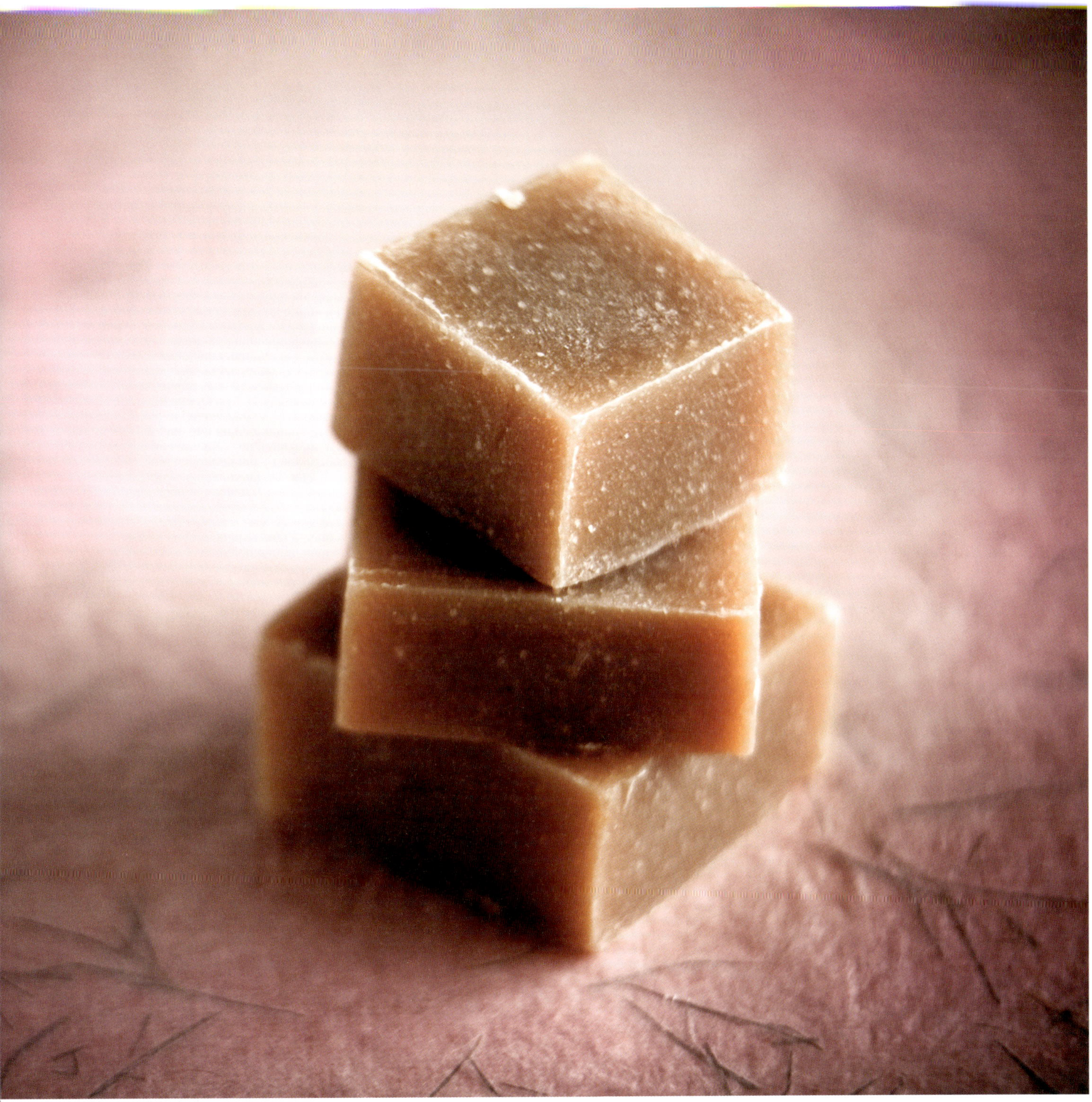

Schwarz-Weiß

6 % rückfettend

>>> Die Marmorierungstechnik ist wahrscheinlich eine der faszinierendsten in der Seifenherstellung durch Kaltverfahren. Trotzdem sollten Sie keine marmorierte Seife auf die Liste Ihrer ersten Experimente setzen, denn ihre Herstellung ist ziemlich komplex und erfordert eine perfekte Synchronisation in dem Moment, in dem sich die „Spur" bildet (es wird in wenigen Minuten ... oder gar Sekunden fest). In Anbetracht der oft spektakulären (wenn auch sehr unterschiedlichen) Ergebnisse ist es trotzdem die Mühe wert.

300 g Palmöl
250 g Kokosöl
280 g Olivenöl
90 g Rapsöl
80 g Süßmandelöl

140 g Ätznatron
340 g Wasser

6 g ätherisches Lavandinöl – *Lavandula burnati briquet* – (1 Teil)
6 g ätherisches Elemiöl (1 Teil)
18 g ätherisches Anisöl – *Pimpinella anisum* – (3 Teile)

1 Prise pflanzliche Kohle (in Stückchen oder Kapseln)

Praxistipp
Eine nicht zu tiefe Form (knapp ein paar Zentimeter) erzeugt noch spektakulärere Effekte.

- Das Natron wiegen, in 340 g Wasser auflösen und beiseitestellen.
- Das Palm- und Kokosfett schmelzen und dann die flüssigen Öle dazugeben (Olive, Raps, Süßmandel).
- Während die beiden Mischungen abkühlen, die ätherischen Öle abwiegen.
- 1 oder 2 Esslöffel der erhitzten Ölmischung entnehmen, um die Kohle in Pulverform aufzulösen, und darauf achtgeben, dass keine Klümpchen bleiben. Einen anderen Behälter (Kanne oder kleiner Kochtopf) und einen Schöpfer vorbereiten.
- Wenn die Natronlaugenlösung und die Öle eine Temperatur von ungefähr 38–40 °C erreicht haben, die Natronlaugenlösung in die Öle gießen und gut vermischen, bis sich eine leichte „Spur" herausbildet.
- Die ätherischen Öle dazugeben und dann ein Viertel der Emulsion mit dem Schöpfer herausnehmen und in das dafür vorgesehene Gefäß geben.

◗ Mithilfe eines Schneebesens oder des Mixers schnell die aufgelöste Kohle dazugeben, um eine schön gefärbte, homogene Mischung zu erhalten. Die Hauptmischung in die Form geben.

◗ Dann die gefärbte Mischung mit Zickzack-Bewegungen und aus einer gewissen Höhe, damit sie gut in die erste Schicht der Emulsion gelangen kann, darübergießen.

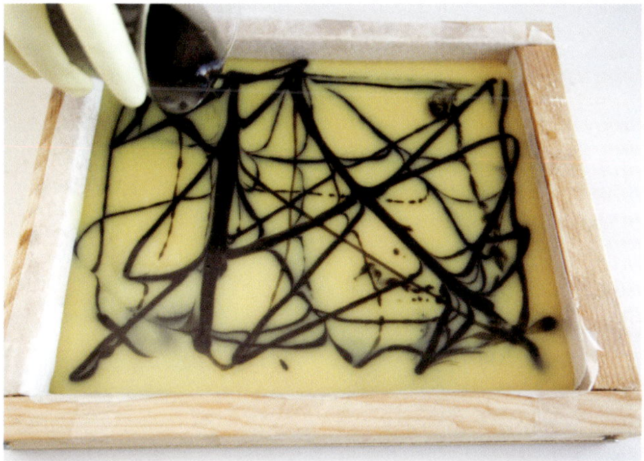

◗ Schließlich mit einer Messerspitze von links nach rechts und oben nach unten durch die Seifenschicht fahren, um den Marmoreffekt zu erhalten.

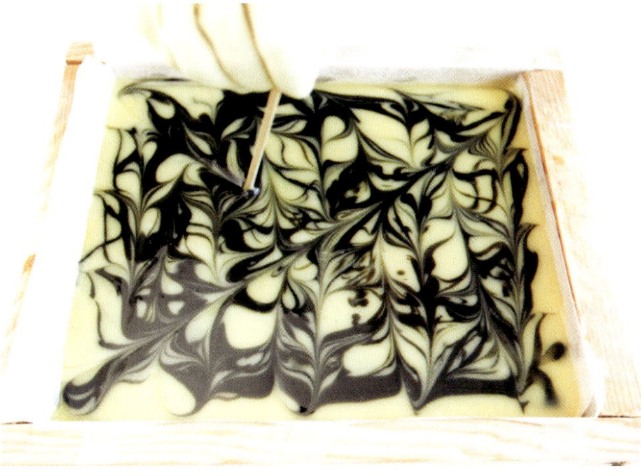

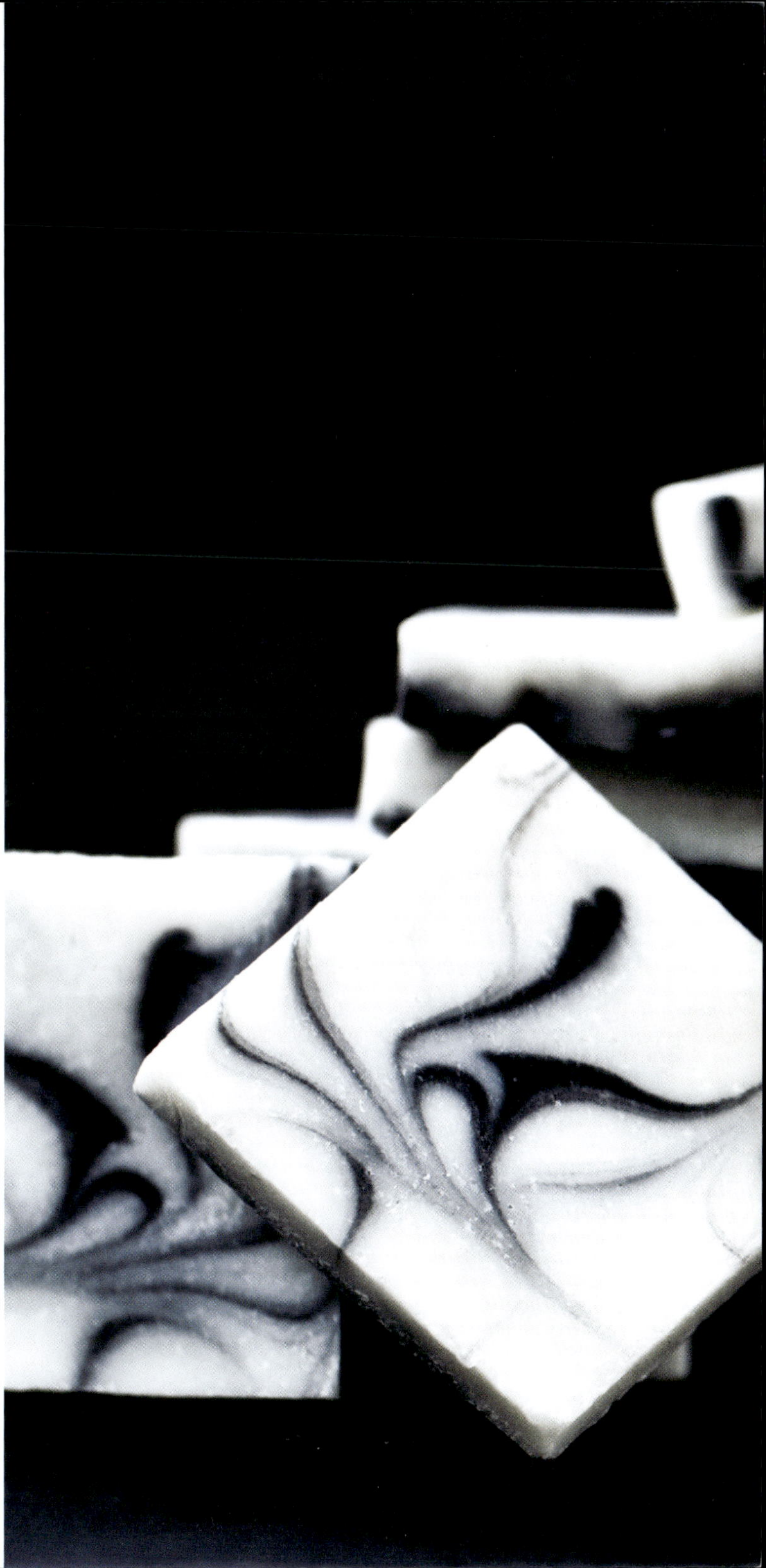

Glossar

Adstringierend: Sagt man von einer Substanz, die eine porenverkleinernde Wirkung aufweist.

Aromatherapie: Eine therapeutische Anwendung der ätherischen Öle, die dazu dient, menschlichen Krankheiten vorzubeugen, sie zu behandeln und zu heilen.

Ätherisches Öl: Sehr intensives, aber auch flüchtiges Öl, das aus Gewürzpflanzen durch Pressung oder Destillation gewonnen wird.

Ätznatron: Geläufiger Name für Natriumhydroxid (NaOH).

Aufguss: Teil der Pflanze (Blätter, Samen, Blüten, Wurzeln, Früchte), der in warmem Wasser eingeweicht wird, um die wasserlöslichen Eigenschaften aufzufangen.

Base: In der Seifenherstellung benutzte Alkalien, die, mit Ölen kombiniert, die Verseifung ermöglichen.

Destillation: Extraktionsprozess, mit dem die ätherischen Öle der Pflanze mithilfe von Wasserdampf gewonnen werden, der die flüchtigen Öle von dem Hydrosol nach der Kondensierung trennt.

Detergentien: Gemisch, das die Oberflächenspannung senkt, wenn es einer Flüssigkeit beigemengt wird, was wiederum die feuchtigkeitsspendende Wirkung erhöht. Es ermöglicht, dass sich die Emulsion und der Schaum bilden können und auch, dass die hydrophoben Moleküle im Wasser transportiert werden können.

Eine Form auskleiden: Die Form mit einem Butterbrotpapier auskleiden, um das Herausnehmen aus der Form zu erleichtern.

Emulsion: Feste Mischung, die aus einem oder mehreren Ölen und Wasser (oder aus einer Lösung, die Wasser beinhaltet) besteht.

Expression: Gewinnung eines Öls (z. B. ätherisches Süßorangenöl) durch mechanisches Auspressen.

Fettlöslich: Eigenschaft, sich in Öl auflösen zu können. Das Öl-Mazerat ermöglicht es, die fettlöslichen Eigenschaften einer Pflanze herauszufiltern.

Fettsäuren: Hauptbestandteil der pflanzlichen und tierischen Lipide, gehören sie zu einer großen Molekülfamilie, die aus einer Kohlenstoffkette besteht, die mit Wasserstoffatomen verbunden ist und am Ende eine Säure (Typ COOH) [Carboxygruppe der Carbonsäuren] aufweist. Man unterscheidet verschiedene Typen (gesättigte, ungesättigte, essentielle) mit vielen verschiedenen kosmetischen und Nähreigenschaften.

Flüchtig: Sagt man von einem festen oder flüssigen Stoff, der leicht verdunstet.

Gehärtet: Sagt man oft zu Fetten, die eine Veränderung ihrer Zusammensetzung unter Einfluss von Chemikalien durchgemacht haben und vom flüssigen zum festen Zustand wechseln.

Gehrungsschneidlade: Eine Art Kasten in U-Form, an dessen Wänden Kerben sind, die die Säge beim Seifeschneiden führen, damit die Stücke einen bestimmten Winkel haben. Auch als Hilfsmittel zum richtigen Schneiden mit der Schnur, dem Messer oder der Spachtel geeignet.

Gel: Die kalte Verseifungsphase, in der die Emulsion, die noch aus der chemischen Reaktion genug Eigenwärme besitzt, fast wieder flüssig und durchsichtig wird. Kann am Anfang der Verseifung beobachtet werden, wenn die Gießformen genug isoliert und tief sind.

Geschmeidig machend (Moisturizer): Eigenschaft eines Zusatzes, der die Haut beruhigt und geschmeidiger macht.

Glyzerin: Dreiwertiger Alkohol entsteht bei der Verseifung. Aufgrund seiner hydrierenden und fettenden Eigenschaften wird es in der Lebensmittelindustrie und der Kosmetik, in Seifen und Gels genutzt.

Granular: Kleine Seifenkügelchen, die weltweit in der industriellen Massenproduktion hergestellt werden. In einem unaufhörlichen Fluss werden sie, basierend auf Kokosfett, Palmkernöl, Rinder- oder Palmfett und, selten, auf Olivenöl, in einem ersten Schritt hergestellt. Dann werden sie in einer Seifenfabrik oder Kosmetikfirma geformt, parfümiert, gefärbt und angereichert.

Hygroskopisch: Bezeichnung für eine Substanz, die die Eigenschaft besitzt, Feuchtigkeit aufnehmen und speichern zu können.

INCI *(International Nomenclature of Cosmetic Ingredients – Internationale Nomenklatur für kosmetische Inhaltsstoffe):* Kodifizierung der Zutaten durch ihre lateinischen, botanischen oder chemischen Namen. Wird für das Etikett der kosmetischen Produkte benutzt, um der europäischen Regelung nachzukommen.

Kaliumhydroxyd: Auch Ätzkali genannt; wird als Referenz für die Verseifungszahlen genutzt.

KOH: Chemische Formel für Kaliumhydroxid.

Konservierungsmittel: Substanz, die die Eigenschaft hat, die Entstehung und Zersetzung der Bakterien zu verhindern. Viele ätherische Öle und natürliche Pflanzenextrakte werden als Konservierungsmittel eingesetzt.

Lichtempfindlich: Sagt man von Substanzen, die sich bei Lichtkontakt verändern oder beschädigt werden. Die ätherischen Öle der Zitrusfrüchte (außer Pampelmuse) sind lichtempfindlich und können Flecken auf der Haut verursachen, wenn man der Sonne ausgesetzt ist.

Mazerat: Eine Technik, die darin besteht, die fettlöslichen Eigenschaften einer Pflanze zu extrahieren, indem man sie in (ein) Öl einlegt.

Melt & Pour (M&P): Fertigbasisprodukt mit reinigenden Eigenschaften, das aus verschiedenen Zutaten besteht (Seife, Tenside, Glyzerin, Zusätze). Wird für die Herstellung handelsüblicher Seifen benutzt, die manchmal durchsichtig und oft in größeren Stücken angeboten werden.

NaOH: Chemische Formel für Natriumhydroxid oder Ätznatron.

Natriumhydroxyd: Chemischer Name für eine alkalische Zusammensetzung NaOH, die benutzt wird, um feste Seifenstücke zu erzeugen. Geläufigerer Name: Ätznatron oder Soda.

Omega-3-/Omega-6-Fettsäuren: Zwei polyungesättigte Fettsäuren; bei der ersten handelt sich um eine Alpha- und bei der zweiten um eine Gamma-Linolsäure. Sie sind pflanzlichen oder tierischen Ursprungs und können vom menschlichen Organismus nicht erzeugt werden.

Parfümnote: Klassifizierung eines Aromas anhand der Zeit, die es benötigt, um sich zu verflüchtigen, und zwar vom vergänglichsten (Kopf) über das mittellang bestehende (Herz) bis hin zum langlebigsten Aroma (Basis).

Peeling: Gemisch, aus Mineralien oder Pflanzen bestehend, das die Eigenschaft besitzt, tote Hautzellen von der Epidermis durch sehr sanftes „Abschleifen" zu entfernen.

pH: Chemisches Maß für die saure oder alkalische Reaktion einer wässrigen Lösung. Die Skala reicht von 1 bis 14, wobei der Wert 7 der pH-neutrale Punkt ist, die säurehaltigen Stoffe unterhalb und die alkalischen beziehungsweise basischen oberhalb dieses Wertes liegen. Der pH- Wert der Seife beträgt 9 bis 10.

Rückfettend: Bewusste geringere Dosierung des Ätznatrons in einem Rezept, dadurch bleibt ein kleiner Teil der Öle nach der Verseifung erhalten. Verleiht der Seife ihre hydrierende und nährende Wirkung.

Salz: Das Gemisch entsteht, wenn man den gesamten Wasserstoff einer Säure oder nur einen Teil davon durch den eines Metalls ersetzt. In der Seifenherstellung wird das Natriumhydroxid durch den Wasserstoff der Fettsäuren (die Öle) ersetzt, die also ein Salz erzeugen (die Seife).

Sodaasche: Es handelt sich hierbei um Kalziumkarbonat, das einen weißlichen Rückstand auf der Seifenoberfläche bildet, wenn diese zu lange mit Luft in Berührung war. Verursacht keine Hautirritationen.

Spur: Sichtbar, wenn man einen feinen Strahl der Mischung auf der Oberfläche der Emulsion, abtropfen lässt, wenn diese zur erhärten beginnt. Je dickflüssiger die Emulsion ist, desto deutlicher zeichnet sich die Spur ab.

Tenside: Oberflächenaktiver Stoff, der ursprünglich in der Erdölchemie der 1940er Jahre entwickelt wurde, um die Basisöle, die in der Seifenherstellung verwendet werden, zu ersetzen, da sie während des Krieges knapp geworden waren. Sie werden seitdem intensiv in den Waschmitteln, Kosmetikprodukten oder auch im Haushalt eingesetzt. Schwer abbaubar.

Tonmineral: Von Natur aus farbig, verändern sich die Ockerfarben in keiner Weise (im Gegensatz zu Pigmenten) und werden in der Kosmetik aus einer Vielzahl von Gründen genutzt.

Unverseifbar: Teile eines Öles oder einer Butter, die sich während der Verseifung nicht in Seife verwandeln. Sie verbessern die hydrierenden und nährenden Eigenschaften der Seife.

Verseifung: Chemische Reaktion zwischen einer Base (Fett) und einem Alkali (Natriumhydroxid), das sich in Seife (ein Salz) und Glyzerin (Glycerol) verwandelt.

Verseifungstabelle: Tabelle, in der die Verseifungszahlen aller existierenden Fette aufgelistet sind.

Verseifungszahl (VZ): Die benötigte Menge Kaliumhydroxid, um 1 g Öl zu verseifen. Gewöhnlich mit Natriumhydroxid (NaOH, Ätznatron) angegeben.

Adressen

Traditionelle Versorgungsquellen

Ätznatron: In Drogerien oder Handwerksläden.
Pflanzliche Fette und Öle: Bei den Erzeugern, in Bio-Läden, Supermärkten, ethnischen Läden, Kantinen, beim Schokoladenhersteller oder seinem Lieferanten (für die Kakaobutter).
Ätherische Öle: Wenn möglich beim Erzeuger, sonst in Bioläden, Apotheken und Kräuterhandlungen.
Stoffe und Zusätze: In Supermärkten, Kräuterläden, Bioläden und ethnischen Läden.
Utensilien: In Supermärkten, Baumärkten oder Küchenzubehör-Geschäften, Drogerien.
Formen: In Supermärkten für Formen aus Silikon, beim Tischler und Kunsttischler, um maßgefertigte Formen zu erhalten ... und im Müllcontainer für wiederverwertbare Lebensmittelverpackungen.

Online-Shopping in Deutschland und Österreich

Ausgewählte Händleradressen in Österreich und Deutschland (nach Postleitzahlen geordnet)

Österreich

Kosmetikmacherei
Handel mit kosmetischen Rohstoffen
Petra Doleschalek
Florianigasse 75/Eingang Uhlplatz
1/1080 Wien
Tel.: 0043/1/4070393
E-Mail: kosmetikmacherei@chello.at
Internet: www.kosmetikmacherei.at

Sonnentor Kräuterhandelsgesellschaft m. b. H.
Sprögnitz 10/3910 Zwettl
Tel.: 0043 (0) 2875/7256
Fax 0043 (0) 2875/7257
E-Mail: office@sonnentor.at
Internet: www.sonnentor.at

Deutschland

Der Seifenkünstler
Thomas Rathemacher
An den Eichen 29/
01458 Ottendorf-Okrilla
Tel.: 0049 (0) 35205/70690
Fax: 0049 (0) 35205/70689
Mobil: 0049 (0) 178/4980137
E-Mail: info@seifenkuenstler.de
Internet: www.seifenkuenstler.de

Die Siederei
Siederei – Jessica Schäfer
Reismühle 16 a/22087 Hamburg
Tel.: 0049 (0) 40/22609745
Fax: 0049 (0) 40/22609746
E-Mail: mail@siederei.de
Internet: www.siederei.de

Ronald Reike Spezialversand
Kielort 21 a/22850 Norderstedt
Tel.: 0049 (0) 40/5293874
Fax: 0049 (0) 40/5293874
E-Mail : info@naturrohstoffe.de
Internet: www.naturrohstoffe.de

behawe Naturprodukte
Zum Sporkfeld 48/33397 Rietberg
Tel.: 0049 (0) 5244/700950
Fax: 0049 (0) 5244/700955
E-Mail : info@behawe.com
Internet: www.behawe.com

Calendula Naturwaren und Naturkosmetik
Stammhaus Dinslaken
Sterkrader Str. 237/46539 Dinslaken
Tel.: 0049 (0) 2064/92739
Fax: 0049 (0) 2064/81250
E-Mail: calendula-kosmetik@online.de
Internet: www.calendula-kosmetik.de

Primavera Life GmbH
Herstellung und Vertrieb von ätherischen Ölen, Kosmetik und Wohlfühlprodukte
Am Fichtenholz 5/87477 Sulzberg
Tel.: 0049 (0) 8376/8080
Fax: 0049 (0) 8376/80839
E-Mail: info@primavera-life.de
Internet: www.primavera-life.de

Martina Schuh & Sylvia Eschenbacher GbR
Johannesgasse 55/90402 Nürnberg
Tel.: 0049 (0) 911/209522
Fax: 0049 (0) 911/2447507
E-Mail: info@pura-natura.com
Internet: www.pura-natura.com

Literatur

Clergeaud, Chantal & Lionel, *Les huiles végétales: Huiles de santé et de beauté,* 2003
Coss, Melinda, *The handmade soap book,* 1998
Dies., *Gourmet soaps made easy,* 2001, keine deutsche Version verfügbar.
Davis, Patricia, *Aromatherapie von A–Z,* 2006 (der vollständigste Ratgeber, der jemals über dieses Thema veröffentlicht wurde)
Garzena, Patricia & Marina Tadiello, *Soap Naturally,* 2004
Miller Cavitch, Susan, *Naturel soap book,* 1995
Dies., *Soapmakers companion,* 1997
Farrer-Halls, Gilles, *Seife, Duft & Badeschaum. Natürliche Kosmetik selbstgemacht,* Graz 2007
Dies., *Shampoo, Creme & Body Lotion. Natürlich – Selbst gemacht,* 2008
Stein, Rita, *La Vérité sur les Cosmétiques,* 2001
Winter M. S., Ruth, *Consumer's Dictionnary of Cosmetic Ingredients,* 2005

Internetseiten rund um das Thema

www.atelier7a.de/seifen.html
Bietet unter anderem einen Überblick über die Geschichte der Seifenherstellung.

www.naturseife.com
Viele nützliche Informationen rund um die Seifenherstellung in der eigenen Küche. Auf den von Claudia Kasper verantworteten Internetseiten finden sich unter anderem auch umfangreiche Einkaufstipps für die entsprechenden Ingredienzien.

www.seifen.at
Von Herald Gessinger verantwortete Internetseite mit sehr detaillierten Informationen rund um das Thema Seifenherstellung.

www.seifenkuenstler.de
Viele nützliche und detaillierte Informationen zum Thema Gießseife. Außerdem gibt es hier sehr ästhetische handgemachte Seifen zu kaufen.

Register

Register der Rezepte

Hauptregister

Das sollten Sie unbedingt beachten!

Vorsicht bei der Herstellung von Seifenlauge!

Für die Herstellung von festen Seifen oder Seifenstücken benötigt man unbedingt Natriumhydroxid (NaOH, auch Ätznatron genannt). Wird dieser weiße feste Basisstoff in Wasser gelöst, entsteht Natronlauge, die sich seifig anfühlt, auf der Haut aber ätzend wirkt! Nicht ohne Grund wird deshalb in diesem Buch bei der Herstellung von Seifenlauge einige Male darauf hingewiesen, unentbehrliche Schutzmaßnahmen unbedingt zu beachten. Es sollten grundsätzlich Gummihandschuhe, geschlossene Schuhe, Schutzkleidung mit langen Ärmeln und Gesichtsschutz (Schutzbrille) getragen werden! Es sollten niemals einzelne Natriumhydroxidplättchen offen zugänglich liegen bleiben.

Das Ätznatron abwiegen. Flüssigkeit (Wasser, Tee oder Milch) in eine Schlüssel geben (hitzebeständiger Kunststoff) geben und das NaOH langsam dazurühren, bis alles gelöst ist. Der umgekehrte Weg ist unbedingt zu vermeiden! Diese Mischung wird warm bis heiß und es entstehen dabei Dämpfe, die reizend wirken. Deshalb sollte Essig zur Neutralisierung von möglichen Natronlaugespritzern auf der Haut ereitstehen. Mit kaltem Wasser nachspülen! Ratsam ist es weiter, für eine gute Belüftung zu sorgen bzw. die Herstellung der Seifenlauge z. B. in einem Raum, in dem der Boden einen Abfluss hat, oder im Freien vorzunehmen. Generell gilt bei der Herstellung von Seife, dass Kinder und Haustiere unbedingt fernzuhalten sind. Ätznatron sollte darüber hinaus immer verschlossen gelagert werden. Bei unsachgemäßem Gebrauch unbedingt Notruf anrufen!

Überfettungswert von Seifen

Wenn eine Seife als „überfettet" bezeichnet wird, ist gemeint, dass das Fett durch die Lauge nicht vollständig verseift wurde. Die Bezeichnung „rückfettend" ist in der Kosmetik gebräuchlicher. Hausgemachte Seife enthält in der Regel einen Fettüberschuss von 3–8 %, Pflegeseife von 9–12 %; bei unter 3 % gilt die Seife als Putz- oder Waschseife.

Aus unserem Programm

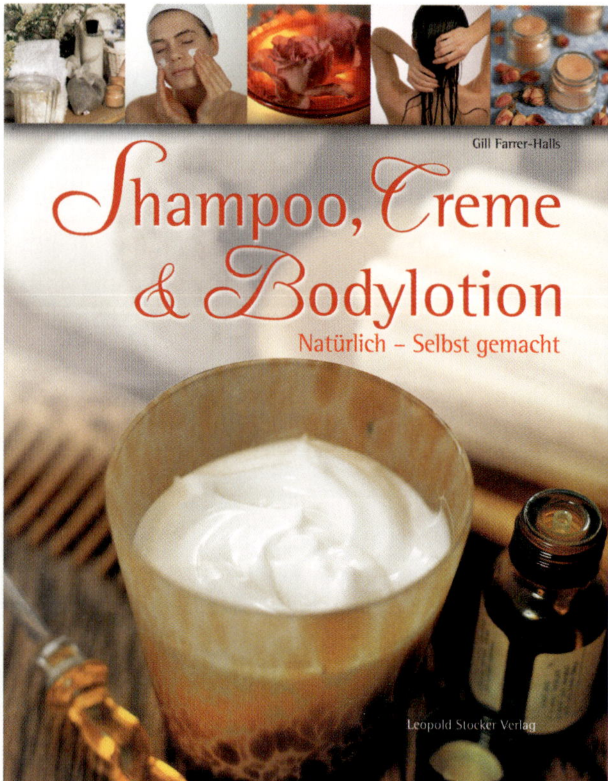

ISBN 978-3-7020-1194-9
Gill Farrer-Halls
SHAMPOO, CREME & BODYLOTION
Natürlich – Selbst gemacht

ISBN 978-3-7020-1161-1
Gill Farrer-Halls
SEIFE, DUFT & BADESCHAUM
Natürliche Kosmetik selbstgemacht

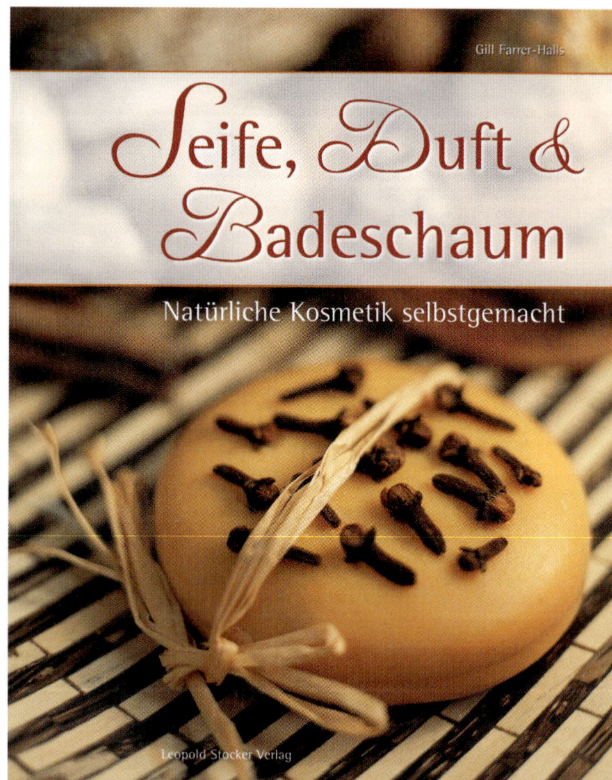

Leopold Stocker Verlag

www.stocker-verlag.com